# Introdução Alimentar

Natalia Mira de Assumpção Werutsky

# Introdução Alimentar

## como transmitir
### HÁBITOS ALIMENTARES SAUDÁVEIS A SEU FILHO

Inclui receitas para o dia a dia

**m.**Books

M.Books do Brasil Editora Ltda.

Rua Jorge Americano, 61 - Alto da Lapa
05083-130 - São Paulo - SP - Telefones: (11) 3645-0409/(11) 3645-0410
Fax: (11) 3832-0335 - e-mail: vendas@mbooks.com.br
www.mbooks.com.br

**Dados de Catalogação na Publicação**

Werutsky, Natalia Mira de Assumpção
Introdução Alimentar: Como transmitir hábitos alimentares saudáveis a seu fi-
lho/Natalia Mira de Assumpção Werutsky.
2015 – São Paulo – M.Books do Brasil Editora Ltda.

1. Pais e Filhos   2. Nutrição   3. Saúde

ISBN 978-85-7680-251-8

Editor: Milton Mira de Assumpção Filho

Produção Editorial: Lucimara Leal

Revisão: Lucrécia de Barros Freitas

Coordenação Gráfica: Silas Camargo

Fotos: Isadora Coutinho Mira de Assumpção | Wueislly Werutsky

Capa: Isadora Coutinho Mira de Assumpção

Editoração: Crontec

2015
Proibida a reprodução total ou parcial.
Os infratores serão punidos na forma da lei.
Direitos exclusivos cedidos à
M.Books do Brasil Editora Ltda.

# Agradecimentos

Agradeço primeiramente a Deus, por me proporcionar a maravilhosa experiência que é ser mãe. Uma tarefa difícil, sim, mas recompensadora, e que preenche minha vida de maneira tão maravilhosa!

Aplicar como mãe os conhecimentos e conceitos que conquistei com muito estudo sobre alimentação e introdução de novos alimentos tem sido um desafio e um aprendizado constantes. A visão como profissional ora é ofuscada pelo amor de mãe, que muitas vezes grita mais alto. Assim, obrigada, filha, por existir, por me fazer uma aprendiz constante, além de ser uma companhia maravilhosa e uma filha doce, meiga e alegre.

Obrigada, Wueislly Werutsky, por participar ativamente de todos os processos desse aprendizado de formar uma família; obrigada também por aprender junto comigo a lidar com as dificuldades e as novas tarefas que aparecem todos os dias quando temos um filho para criar, educar, amar. É muito importante tê-lo ao meu lado, sustentando minhas convicções nutricionais, me apoiando em todas as minhas decisões e me ajudando a esclarecer as minhas dúvidas.

Agradeço aos meus professores, principalmente à dra. Denise Madi Carreiro, nutricionista, por me orientar e acompanhar o meu desenvolvimento profissional desde o início, e à dra. Sandra Souza, que acompanha o crescimento e o desenvolvimento de minha filha Sophia desde o seu crescimento, orientando-me sempre.

Agradeço aos meus familiares, por estarem sempre por perto me ajudando, compartilhando comigo o crescimento da Sophia e vibrando por todas as suas conquistas.

Obrigada especialmente ao Milton Mira de Assumpção Filho, por mais esta oportunidade de compartilhar com você, leitor, informações e conhecimentos tão importantes que, tenho certeza, irão auxiliá-lo no desafio de introduzir as crianças no mundo da alimentação saudável, de um jeito muito saboroso.

Amo você, pai, obrigada mesmo!

# Colaboradores

ANA ELISA GARCIA LOPES CHAVES. Fonoaudióloga formada em 1998 pela Universidade Federal de São Paulo (Unifesp/EPM). Especialista desde 2000 em Distúrbios da Comunicação Humana – Campo Fonoaudiológico, com graduação pela Unifesp.

DRA. SANDRA REGINA DE SOUZA. Médica pediatra, coordenadora da Área Técnica da Criança, da Secretaria de Estado da Saúde, mestre em Saúde Pública pela Faculdade de Saúde Pública da Universidade de São Paulo (USP). Fundadora da Clínica Matryoshka. Formada em Medicina pela Pontifícia Universidade Católica de Campinas (Puccamp).

# Sumário

Apresentação.................................................................................. 15

Prefácio........................................................................................... 17

## Capítulo 1
Os desafios de criar um filho .........................................................21

   1.1 Hábitos de sono............................................................................22

      1.1.1 Até os 2 anos ........................................................................22

      1.1.2 Técnica do choro controlado .............................................25

      1.1.3 Depois dos 2 anos...............................................................27

   1.2 A importância da rotina para as crianças...............................30

      1.2.1 Sugestões de rotina.............................................................30

   1.3 Ansiedade de separação.............................................................34

   1.4 Tempo de atividade: quantidade com qualidade é o ideal .....36

   1.5 Conduzindo seu filho ao equilíbrio emocional .....................41

   1.6 Evitando e controlando os escândalos .....................................45

   1.7 Audição e fala .............................................................................50

   1.8 Treinando para largar as fraldas ..............................................52

      1.8.1 O ponto de vista de Tracy Hogg.......................................53

      1.8.2 O ponto de vista do dr. Steve Hodges ..............................55

      1.8.3 O ponto de vista de Peter L. Stavinoha.............................57

      1.8.4 O ponto de vista de Jo Frost.............................................57

**10** Introdução Alimentar

1.9 Vida psíquica ..................................................................60

1.10 Meu filho já completou 2 anos, e agora?................................61

1.10.1 Como disciplinar seu filho de 2 anos...........................65
1.10.2 A chegada de um irmãozinho.....................................68
1.10.3 A brincadeira com canal de comunicação .................69
1.10.4 Relações familiares ...................................................70
1.10.5 O primeiro contato com a escola ...............................71

## Capítulo 2
A importância da boa alimentação.............................................. 77

2.1 Alimentação balanceada .................................................78

2.1.1 Carboidratos............................................................78
2.1.2. Proteínas ...............................................................79
2.1.3 Gorduras.................................................................79

2.2 Alimentação vegetariana ................................................80

2.2.1 Nutrientes ..............................................................83
2.2.2 Cuidados na ingestão de soja....................................85
2.2.3 Por que optar por não oferecer proteína animal
a uma criança? ......................................................87

2.3 Desenvolvendo bons hábitos alimentares e prevenindo
doenças e alergias alimentares .......................................96

2.3.1 Alimentos com maior potencial alergênico..................98
2.3.2 Sintomas e reações de sensibilidade aos alimentos.....100
2.3.3 Tudo começa com o bom hábito alimentar da mãe....101
2.3.4 Dicas para ter refeições tranquilas fora de casa..........104

2.4 Hidratação .................................................................105

2.5 A função intestinal........................................................107

2.5.1 Problemas intestinais mais comuns ...........................110
2.6 Inflamação e o sistema imunológico...............................111

2.7 Estou fazendo tudo errado, e agora? ..............................113

**Capítulo 3**
Ensinando bons hábitos alimentares e desenvolvendo a capacidade da
criança de comer sozinha ................................................ 117

    3.1 Hora da refeição: um momento importante para todos ....... 118

    3.2 Lidando com o apetite das crianças ................................. 123

        3.2.1 Até 8 meses ................................................. 124

        3.2.2 De 8 a 12 meses .......................................... 124

        3.2.3 A partir de 18 meses .................................... 126

    3.3 Lanche: um vilão ou um aliado da boa alimentação? ......... 128

**Capítulo 4**
Desmame ................................................................. 131

    4.1 Quando iniciar o desmame? .......................................... 131

        4.1.1 Por que aos 6 meses? .................................... 131

        4.1.2 Dicas importantes sobre o desmame ................ 134

    4.2 Por que não dar leite de vaca ao seu filho e manter o leite
    materno até o final do desmame, aos 24 meses ................. 136

        4.2.1 Mas, sem tomar leite, como ingerir cálcio? ....... 139

    4.3 Como introduzir o copinho infantil ................................. 140

    4.4 A introdução dos alimentos sólidos ............................... 141

**Capítulo 5**
Introdução alimentar: dos 6 aos 12 meses de idade do bebê ......... 147

    5.1 Dicas importantes para ajudar na nova fase da
    alimentação do bebê .................................................... 148

        5.1.1 Dicas gerais ................................................ 148

        5.1.2 Dicas para a primeira semana da introdução
        alimentar ..................................................... 149

        5.1.3 Dicas para a segunda semana da introdução
        alimentar ..................................................... 151

        5.1.4 Dicas para a terceira semana da introdução
        alimentar ..................................................... 151

        5.1.5 Dicas para a quarta semana da introdução alimentar .. 153

**12** Introdução Alimentar

5.1.6 Dicas para a quinta semana da introdução alimentar .. 154

5.1.7 Dicas para a sexta semana da introdução alimentar..... 154

5.1.8 Dicas para a sétima semana da introdução alimentar.. 155

5.1.9 Dicas para a oitava semana da introdução alimentar... 155

5.1.10 Dicas a partir de mais ou menos dois meses após o início da introdução alimentar – para bebês de 8 meses .................................................................156

5.1.11 Dicas para bebês de 9 meses ........................................157

5.1.12 Dicas para bebês dos 10 aos 12 meses ......................157

5.2 Sugestões de rotina .................................................................159

5.2.1 Sugestão de rotina alimentar antes de iniciar o desmame.................................................................................159

5.3 E se o bebê tiver dificuldade de aceitar os novos alimentos? ...................................................................................165

5.4 Dicas de higiene para os momentos de refeição ...................166

## Capítulo 6
Introdução alimentar: após os 12 meses de idade do bebê............................167

6.1 Dicas importantes para ajudar na fase da alimentação do bebê após os 12 meses ........................................................168

6.1.1 Dicas gerais.......................................................................168

6.1.2 Dicas para bebês após 1 ano de idade..........................170

6.1.3 Dicas para bebês de 18 a 24 meses de idade ..............171

6.1.4 Dicas para bebês após 2 anos de idade .......................172

6.2 Sugestões de rotina .................................................................174

6.3 Exposição homeopática aos alimentos .................................175

## Anexo I
Recomendações de alimentos para a introdução alimentar...........................177

Aos 6 meses de idade do bebê................................................178

Primeira semana da introdução alimentar sólida .............178

Segunda semana da introdução alimentar sólida.............179

Terceira semana da introdução alimentar sólida.............180

A partir da quarta semana da introdução alimentar

sólida ............................................................................................181

Oitava semana da introdução alimentar sólida ................182

Aos 7 meses de idade do bebê............................................182

Aos 8 meses de idade do bebê............................................183

Dos 10 aos 12 meses de idade do bebê ............................183

Após 1 ano de idade do bebê..............................................186

Após os 18 meses de idade do bebê...................................187

Após os 2 anos de idade do bebê .......................................188

Cuidados no momento da ingestão de alguns alimentos... 189

## Anexo II
Dicas culinárias............................................................................199

## Anexo III
Receitas..........................................................................................203

## Anexo IV
Os cuidados com a dentição......................................................225

## Anexo V
Vale a pena viajar com filho pequeno? ...................................227

## Anexo VI
Dúvidas mais frequentes na introdução alimentar.................233

Perguntas mais frequentes.........................................................233

Referências bibliográficas..........................................................237

Sobre a autora..............................................................................239

Contatos ...............................................................................239

Vídeos ..................................................................................243

# Apresentação

Em meu último livro, *Gravidez, parto e aleitamento: recomendações de nutrição e cuidados com o bebê*, busquei passar de forma prática e clara informações e conhecimentos referentes ao período de gestação, aleitamento e cuidados com o bebê nos primeiros seis meses de vida. Foram minhas experiências e aprendizados de mãe nutricionista passados às futuras mamães, esclarecendo dúvidas, derrubando mitos e abordando de forma deliciosa e esclarecedora a questão nutricional durante a gestação, o parto e o aleitamento.

Neste novo livro, abordo principalmente a introdução alimentar e os cuidados com os bebês até os 2 anos de idade, com dicas de alimentos mais adequados para um crescimento saudável das crianças nesta nossa sociedade, em que geralmente as mulheres precisam dividir o mais harmoniosamente possível seu tempo sendo mães, profissionais, companheiras...

Você encontrará tabelas com a indicação nutricional dos alimentos, quando oferecê-los às crianças em cada etapa da introdução alimentar, além de informações simples e esclarecedoras sobre desmame, principais desafios de criar um filho, se vale a pena viajar com filhos pequenos por causa da preocupação com sua alimentação fora de casa, como passar bons hábitos alimentares de geração para geração – acabando com conflitos na hora das refeições –, além de procurar demonstrar como os pais podem desenvolver a capacidade da criança de comer sozinha. Para ajudar nessas tarefas, aqui você encontra receitas práticas e fáceis de fazer e cardápios para todos os momentos que agradarão tanto às mães quanto a seus filhos.

Relato, também, como é na prática a introdução de novos ingredientes à alimentação de um bebê por meio de minha convivência com Sophia, minha filha querida, com quem aprendi e aprendo cada dia mais o verdadeiro sentido do amor incondicional e a responsabilidade de ser mãe.

Todas as informações e orientações sugeridas neste livro são direcionadas a crianças mental, física e clinicamente saudáveis. Caso seu filho tenha algum diagnóstico clínico, neurológico ou físico que exija cuidados especiais, talvez seja necessário fazer alguns ajustes. Converse com seu médico e nutricionista para identificar alguns pontos em que será preciso agir de outra maneira, a fim de respeitar a individualidade de sua criança, levando em conta suas necessidades pessoais e básicas.

A introdução alimentar, as orientações e filosofias de criação de filhos propostas aqui não são a única forma, claro, a seguir; são informações que podem auxiliar a passar da melhor forma possível por esse processo de cuidar de um bebê, geralmente atribuído à mãe e ao pai. Mas posso garantir que, seguindo alguns passos básicos sugeridos neste livro, o objetivo final será alcançado – que é apresentar à criança os alimentos de forma gradual, diversificada, auxiliando no fortalecimento de seu sistema imunológico, prevenindo doenças e ensinando-lhe, desde pequena, hábitos alimentares saudáveis, além de prepará-la para ser uma pessoa mais independente.

# Prefácio

Eis um livro esperado!

A infância, principalmente o que chamamos de primeiríssima infância, do nascimento aos 3 anos, é o período em que se desenvolve grande parte das competências e potencialidades do ser humano. Qualquer distúrbio ou privação nessa fase pode causar impacto para uma vida toda.

A ciência nos mostra que os primeiros anos de vida são fundamentais para estabelecer os alicerces de suas aquisições futuras. Pesquisas mostram que um bebê estabelece, em média, setecentas conexões cerebrais por segundo, chegando a ter, aos 12 meses, o dobro de conexões de uma pessoa adulta. Porém, esse desenvolvimento pode não acontecer em toda a sua potencialidade, plenamente, se essas conexões não forem estimuladas e utilizadas. Aqui falamos de estímulos positivos, incluindo nutrição adequada, descanso e brincadeiras alinhadas a cada fase.

Com todos os avanços em neurociências e com o acúmulo de conhecimentos na área da infância, é fundamental traduzir o que é realmente necessário para um desenvolvimento adequado. Seguramente, tão importante quanto todos os avanços tecnológicos, a nutrição é fator imprescindível para o nosso bem viver. Um bebê que precisa compensar a falta de nutrientes ou se livrar dos excessos de substâncias inadequadas pode gastar muita energia, perdendo oportunidades preciosas para o seu desenvolvimento.

Sabemos que doenças como hipertensão, diabetes e hipercolesterolemia, obesidade, tão presentes hoje, têm início na infância. Seus deter-

**18** Introdução Alimentar

minantes são genéticos, mas também epigenéticos, ou seja, o ambiente influencia a expressão genética. Aqui, nos implicamos todos quando o assunto é criação de bons hábitos para a promoção da saúde, prevenção de doenças e conquista de qualidade de vida.

A maioria dos bebês tem a oportunidade de começar bem a vida, pois o aleitamento materno é a estratégia mais eficiente para a promoção do vínculo, do cuidado e da nutrição, sendo a intervenção que, isoladamente, é a mais eficaz na redução da morbimortalidade. Natalia nos premiou em seu trabalho anterior (*Gravidez, parto e aleitamento*) com o seu conhecimento técnico e com o relato de suas vivências em relação a esse período tão delicado e importante. Foi lindo acompanhar essa relação tão responsável e amorosa com sua filha Sophia.

Em todos esses anos trabalhando diariamente com crianças e suas famílias, testemunhando nascimentos, acompanhando as conquistas no aleitamento materno, deparo com o impacto que a introdução alimentar causa frequentemente nos bebês. Assunto delicado, que envolve o início do desmame, maior autonomia do bebê e a oferta de novos sabores, texturas e aromas. Muitas vezes, esse momento, já de tantas novidades, vem acompanhado por separação entre mãe e bebê, com a volta ao trabalho ou a entrada precoce na escola. Percebo essa fase como uma das mais sensíveis na puericultura.

Se a promoção do aleitamento materno desde o nascimento é importante, a introdução de alimentação complementar oportuna – com alimentos seguros, acessíveis, culturalmente aceitos de forma saudável e gostosa – é imprescindível.

Foi com muita alegria que aceitei o honroso convite para prefaciar este trabalho cuidadoso da Natalia. Agradeço a oportunidade do contato com o seu conteúdo, enquanto o livro ia se formando em tempo real, de forma viva e pulsante, com o desenvolvimento de Sophia, uma bebê supersaudável e feliz.

Espero que este trabalho atento, com informações técnicas tratadas seriamente e de forma que todos possam absorver, seja devidamente aproveitado pelas famílias e por cuidadores de crianças em distintos espaços de atenção. O que se apresenta neste livro é uma forma de introduzir os alimentos e conquistar uma alimentação saudável baseada em escolhas profissionais e experiências da autora, além de, sobretudo, ter o olhar atento, responsável, apaixonado e sensível de uma mãe para a sua filha. Vale a pena dialogar com a Natalia.

Desejo a você uma boa, saudável e saborosa leitura!

DRA. SANDRA REGINA DE SOUZA
Médica pediatra

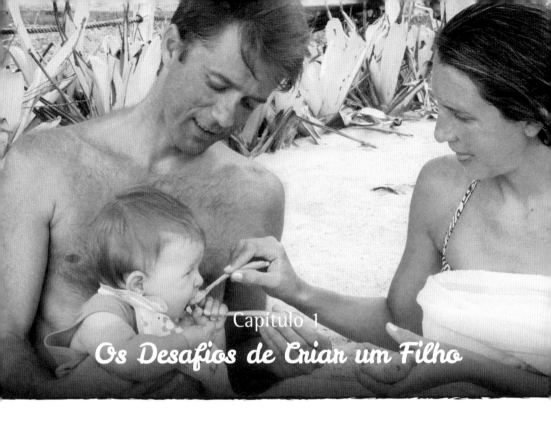

# Capítulo 1
## Os Desafios de Criar um Filho

> Crianças precisam de amor, vínculos positivos, espaços internos e externos para brincar e alguém que exerça alegre e amorosamente o cuidado e a educação. O restante é desenvolvimento!
> Dra. Sandra Regina de Souza

Por mais que o casal discorde em muitos assuntos e que o relacionamento esteja conflituoso, é preciso que os pais entrem em sintonia quanto à educação dos filhos.

Para manter uma relação a dois saudável depois da vinda de um bebê, o ideal é que o casal tente sair de vez em quando para se distrair, passando alguns momentos agradáveis a sós. E, se as brigas forem inevitáveis, o melhor é que não sejam na frente dos filhos, que tudo possa ser resolvido com diálogo e compreensão de ambos os lados.

Entre esses e tantos outros desafios que um casal encontra em sua jornada como pais, seguem algumas sugestões para contornar os problemas mais comuns – os quais muitas vezes acabam com a tranquilidade e a harmonia de um casamento.

# 1.1 Hábitos de sono

## 1.1.1 Até os 2 anos

A inconstância nos hábitos de sono é comum na maioria dos bebês. Nada permanece igual por muito tempo; quando tudo parece estar se encaixando, algumas coisas podem começar a mudar – e para pior.

Os bebês a partir de 6 meses já conseguem ficar acordados por mais tempo durante o dia, são mais ativos, curiosos, entendem melhor o que está a sua volta, testam os pais, parecem não querer perder nada e começam a passar pelo incômodo do nascimento dos dentes.

Além disso, nesse período, a criança começa a mudar seus hábitos alimentares devido à introdução dos alimentos sólidos (veja o Anexo I, "Recomendações de alimentos para a introdução alimentar"). O intestino e o estômago – o organismo todo, enfim – têm que se adaptar à digestão, absorção e excreção desses novos alimentos. A criança pode passar por um período de constipação intestinal, ou ter diarreia, sentir dores leves no estômago, ter gases estomacais e/ou intestinais. O organismo do bebê pode responder de diferentes maneiras à introdução dos novos alimentos. Tudo isso pode afetar o sono tanto diurno quanto noturno da criança. Os pais precisam, então, ter paciência para reorganizar o sono do bebê, e estar atentos a suas necessidades fisiológicas, procurando ajudá-lo. Se o incômodo for amenizado ou o "problema" solucionado, o sono do bebê ficará mais tranquilo e será mais duradouro, o que provocará o repouso tão esperado e desejado por todos da casa.

A partir dos 10 meses, é possível que os bebês passem a tirar uma única soneca durante o dia. A maioria passa a dormir menos de manhã, ou simplesmente não dorme mais de manhã, e começa a ter um sono maior à tarde. Outros bebês passam a dormir antes do almoço, e depois ficam acordados a tarde toda. Essa transição nos hábitos de sono pode ser difícil e demorada, pois a criança às vezes fica mal-humorada e sente falta daquele soninho duplo. Se você perceber isso no seu bebê, coloque-o para dormir pelo menos 40 minutos no período da manhã, além de tranquilizá-lo para uma boa soneca à tarde.

Naturalmente, o organismo da criança vai se adaptar a um descanso maior em apenas um período; deixe que isso aconteça com naturalidade, respeitando o horário escolhido. Cada bebê tem seu ritmo e seu tempo para descansar, e com isso garantirá um crescimento e um desenvolvimento mais adequados a seu organismo.

### Na prática com Sophia

A Sophia, por exemplo, tirava uma soneca de manhã e outra à tarde até os 10 meses. A sua soneca matutina sempre foi maior que a da tarde. Quando ela fez 10 meses, se recusava a dormir à tarde, ficava bem agitada. A soneca da manhã passou, então, a ser mais longa, e a tarde toda ela gostava de ficar brincando e de participar das mais variadas atividades.

A mudança foi bem marcante, mas natural... Antes dos 10 meses, Sophia acordava às 7h, tirava a primeira soneca das 9h30 às 11h15 e, depois, a segunda das 15h às 16h. Após os 10 meses, ela passou a acordar às 7h, tirava seu soninho das 10h45 às 12h30 e só dormia novamente após o banho e a mamada noturna, por volta das 20h. Quando chegava a noite, ela estava bem cansada, pois passava a tarde toda em atividades e brincadeiras, gastando toda a sua energia.

Para facilitar o sono, é importante não superestimular a criança perto do seu tempo de soneca, pois uma criança extremamente cansada tem mais dificuldade para se acalmar e dormir tranquilamente. Evite TV em qualquer horário, mas principalmente no final da tarde e à noite, próximo aos horários de sono.

Deixar que seu filho chegue a um ponto de extremo cansaço também não é bom; procure manter a constância em seus horários de dormir. Assim que perceber os primeiros sinais de sono, coloque-o na cama. Coçar os olhos, esfregar o rosto e fazer manha são alguns dos principais sinais de que está chegando a hora de dormir. Respeite e ensine-o a respeitar o seu tempo de descanso!

Às vezes as sonecas irregulares acontecem porque os pais demoram para perceber que o filho está muito cansado e precisa diminuir a energia para dormir. Também não deixe que a soneca da tarde seja muito no final do dia, pois pode prejudicar o sono noturno da criança – e consequentemente o dos pais. A criança precisa ter atividade suficiente à tarde, antes do banho, para ter um sono noturno tranquilo e duradouro. Não espere que ela peça para dormir; é trabalho dos pais colocá-la para descansar, mesmo que ela resista. Alguns bebês resistem ao sono mesmo que estejam exaustos. Por isso, com carinho, amor e um pouco de firmeza, tudo se resolve.

Às vezes, ao acordar no meio da noite, a criança se senta no berço ou cama e tenta se levantar, pois não consegue pegar no sono de novo sozinha, o que a deixa agitada, levando-a ao choro. As novas descobertas, sua maior mobilidade e curiosidade podem atrapalhar o sono e agitar o bebê durante a noite.

A maioria das crianças tende a se mexer mais à noite, a se descobrir facilmente, ficando com frio. Podem bater nos cantos e rodar o berço todo enquanto estão dormindo. Assim, é importante proteger os cantos e as laterais do berço com algo macio para que o bebê não se machuque. Além disso, coloque uma roupa um pouco mais quentinha para ele dormir, pois, como já vimos, dificilmente seu filho ficará coberto durante toda a noite. A movimentação do dia pode deixá-lo agitado à noite.

Ao acordar de madrugada, os bebês com mais de 6 meses não precisam ser alimentados, pois, além de não haver necessidade fisiológica, isso pode atrapalhar o seu apetite durante o dia. Por isso, se a criança acordar, verifique primeiro se é calor, frio, dor, barulho, sede, se está molhada, suja ou algum outro fator externo, tente solucioná-lo e aí auxilie o bebê a dormir novamente. Se desconfiar que é sede, ofereça o copinho com água ou água de coco; se a criança for maior e puder fazer isso sozinha, deixe um copo infantil com água perto ou no canto do berço, ao alcance dela, para que ela mesma possa beber a água caso tenha sede à noite.

Se nada disso resolver, evite ficar com o bebê no colo por muito tempo. Tente acalmá-lo no berço – a partir de 8 meses, por exemplo, geralmente a criança já consegue se acalmar fora dos braços dos pais. Se ela estiver de pé no berço, deite-a, colocando um braço por baixo dos joelhos dela e outro nas costas. Só a pegue no colo se ela estiver chorando muito e precisar ser acalmada; assim que ela se acalmar, fale que está na hora de dormir e coloque-a no berço novamente com cuidado.

Outra recomendação importante é não levar o bebê para dormir na cama dos pais. No início, pode até parecer gostoso, aconchegante, mas com a repetição desse hábito a criança irá se acostumar e os pais podem acabar se cansando, além de, com o tempo, isso passar a ser um incômodo. Afinal, todo casal precisa de privacidade, ter seu tempo e seu espaço. A criança normalmente tem seu quarto, sua cama ou berço, portanto o melhor é ser ensinada a dormir no seu próprio espaço. Caso ela acorde à noite e não chore nem chame pelos pais, não há necessidade de ir até o quarto. Dê a oportunidade para que ela aprenda a adormecer sozinha, a pegar no sono naturalmente. O mesmo acontece quando o bebê faz alguns sons e barulhos ao dormir; não há necessidade de sair correndo para o quarto dele a todo momento.

Em alguns casos sim, a criança precisa ser confortada com compaixão e amor, como, por exemplo, quando ocorrem os impulsos do crescimento, resfriados, gripes, pesadelos, nascimento dos dentes e/ou febres. Mostre ao seu filho que você está ao lado dele para lhe dar carinho, amor e cuidar dele. Isso faz que a criança se sinta segura. Se precisar, durma em um colchão no quarto dela, mas evite levá-la para o seu. Caso considere necessário levá-la para dormir em seu quarto, assim que o problema ou a doença passar faça que ela volte a dormir no próprio quarto. Mantenha alguns limites saudáveis, para não ter problemas depois que o desconforto do bebê passar.

## 1.1.2 Técnica do choro controlado

Existe outra linha que ensina a técnica do choro controlado para fazer que a criança durma sozinha. Algumas acordam muitas vezes à noite e têm um sono inconstante devido à insegurança e/ou ansiedade de separação dos pais. Isso geralmente ocorre aos 9 meses, 18 meses e aos 2 anos de idade. Sugiro que os pais façam um ritual do sono, deem banho, leiam uma história, coloquem a criança na cama, deem um beijo, um abraço e desejem boa noite, dizendo que é hora de dormir e saindo do quarto. Se ela chorar, entre no quarto, diga que é hora de dormir (sem contato visual), colocando a mão levemente sobre seu ombro por um tempo, e saia do quarto. Se ela começar a chorar, espere cinco minutos e repita o processo: entre no quarto, diga que é hora de dormir (sem contato visual), colocando a mão levemente sobre seu ombro por um tempo, e saia do quarto. Se ela começar a chorar, espere dez minutos e repita o processo: entre no quarto, diga que é hora de dormir (sem contato visual), colocando a mão levemente sobre seu ombro, e saia do quarto. Se ela começar a chorar, espere vinte minutos e repita o processo, sempre dobrando os minutos de espera, até a criança dormir. Segundo os educadores que defendem essa técnica, as crianças não irão se sentir abandonadas, caso recebam atenção adequada e sejam bem assistidas pelos pais durante as atividades do dia. Além disso, como o cuidador está entrando em seu quarto e garantindo que está ali, que se importa com ela, a criança não se sente desprotegida e abandonada. De acordo com especialistas, essa é a melhor maneira de ensinar seu filho que é hora de dormir em sua cama e pronto. Caso a criança levante da cama, faça o processo colocando-a de volta na cama com carinho, até ela perceber – ou se conformar – que é hora de dormir.

Fique atento ao que eu disse anteriormente: primeiro perceba se a criança está com frio, calor, fome, sede ou algum incômodo que possa atrapalhar o sono. Caso não identifique nenhum problema, pode optar por seguir a técnica do sono controlado, e se começar vá até o fim. O resultado normalmente demora de três a cinco dias para surtir efeito, dependendo da criança – a *supernanny* Jo Frost recomenda repetir a técnica durante cinco dias para solucionar o problema. (Dica: essa técnica tende a ser mais fácil de aplicar enquanto a criança dorme no berço.) Alguns pais preferem ficar ao lado do berço ou da cama da criança até ela dormir. Tudo depende da maneira como os pais querem lidar com os hábitos de sono de seu filho.

Quando a criança começa a andar, não é incomum encontrá-la em pé no berço ou, se dorme na cama, encontrá-la caminhando pelo quarto. Ela pode até acordar no meio do quarto sem saber como voltar para a cama ou para o berço, neste caso precisa de ajuda para voltar a dormir. Outra questão que pode atrapalhar o sono são os espasmos musculares em razão de seu crescimento e de atividades físicas mais intensas nessa fase – esses espasmos noturnos podem acordar a criança, tornando seu sono inconstante.

Nesse período, a criança também pode ter pesadelos quando vê algo feio ou assustador, por isso muito cuidado com o que seu filho assiste na TV, com as historinhas e músicas que ouve e com os amiguinhos com quem ele brinca (proteja-o de situações em que ele poderá correr algum risco físico ou emocional).

Assim, caso a criança comece a ter problemas de sono, preste atenção em alguns pontos importantes: nascimento dos dentes, novas atividades, mudanças na rotina, novos amiguinhos, programas a que está assistindo e músicas que está ouvindo. Converse com seu filho, faça-lhe perguntas; ele já consegue se expressar e provavelmente entende tudo o que você fala.

### Na prática com Sophia

Sophia sempre dormiu bem, mas depois que completou 1 aninho, ela passou a acordar à noite, pelo menos uma vez. Ela chorava, ficava em pé no berço e nos chamava. Já sabia que nós íamos correndo quando ela chorava e nos chamava. Muitas noites dei o peito para fazê-la dormir novamente; outras, ofereci água de coco, pois suspeitei que pudesse ter sede.

Às vezes ela dormia rápido, outras queria ficar no colo e chorava quando era colocada no berço. Nesse período, Sophia já pesava pelo menos dez quilos; era difícil ficar com ela no colo, principalmente de madrugada, quando eu estava caindo de cansaço.

Então, parei de pegá-la no colo – quando ela não dormia com a mamada, eu a colocava no berço, ainda que não parasse de chorar e ficasse brava, querendo colo. Eu ou o meu marido ficávamos ao lado do berço, tentando acalmá-la, dizendo que era hora de dormir, mas evitávamos a qualquer custo pegá-la nos braços. Ficávamos ali com ela, deitando-a com carinho toda vez que ela ficava em pé no berço, para acalmá-la. Muitas vezes esse processo durava um bom tempo, mas insistindo e repetindo essa postura (nossa atitude) por alguns dias, passamos a desencorajar Sophia de acordar de madrugada e a incentivá-la a dormir a noite toda.

Eu tinha a impressão de que Sophia sonhava que estava caindo e acordava assustada, pois ela estava aprendendo a andar sozinha e levava alguns tombos durante o dia. Suas pernas tinham uns espasmos naturais quando estava dormindo; acho que isso também a fazia acordar assustada. Mas em poucos dias a situação foi contornada. Quando Sophia voltava a chorar à noite, eu repetia todo o processo, até tudo voltar a se acalmar.

## 1.1.3 Depois dos 2 anos

Aos 2 anos completos, em geral, a criança está pronta para passar a dormir na cama. Caso esteja chegando um irmãozinho, a transição do berço para a cama deve ser feita três meses antes de o novo bebê chegar. Envolva a criança no processo de transição e converse com ela sobre as mudanças. Ouça-a na hora de escolher a nova cama, os lençóis e a posição onde ficará a cama no quarto. Explique a ela a decisão que tomou, caso seja diferente de algo que ela queira. Mantenha as mesmas regras de antes na hora de dormir, não permitindo que ela saia do quarto à noite, nem quando acordar de madrugada. Não deixe a criança exposta a quedas; coloque uma grade na cama para evitar que ela caia e se machuque.

Se de manhã cedo ela começar a ir para o seu quarto, e você e o seu marido se incomodarem com isso, coloque-a gentilmente de volta na cama sem conversar. Depois, mais tarde, é importante que os pais conversem com o filho, explicando por que cada um deve dormir em sua cama. Se quiserem, podem combinar com a criança que ela pode ir para a cama do papai e da mamãe nos finais de semana – depende de cada casal. Ensine-a a bater na porta do quarto antes de entrar e explique o porquê.

Quando chega a hora de dormir, a criança nessa idade pode se sentir tensa e, com isso, ter dificuldades para relaxar e pegar no sono, afinal ela já consegue fazer várias atividades diferentes – brinca, pula, corre, raciocina e compreende melhor as situações. A criança também pode se sentir abandonada no momento de dormir, ou porque fica sozinha no quarto ou porque percebe que seus pais e/ou irmãos mais velhos vão ficar acordados até mais tarde – o que pode levar a um ataque de raiva, choro, manha, enfim, muitas perturbações na hora de dormir.

Por isso, é essencial ter uma rotina de sono com todos os filhos, incluindo limites, organização e compreensão. Algumas crianças começam a pedir água, querem ir ao banheiro, sentem fome, querem ouvir várias historinhas... Tudo na hora de dormir. O ideal é ter paciência, mas ser firme. Fale que está tudo bem, que Deus cuida do sono dela e no dia seguinte todos estarão juntos novamente.

Uma rotina interessante para a hora de dormir é dar um banho gostoso no seu filho para ele relaxar, contar uma historinha no quarto e colocá-lo na cama. Fale que é hora de dormir, faça uma oração, dê um beijo e um abraço e saia, sem conversar nem negociar. Caso seu filho se levante da cama e saia do quarto ou comece a brincar no próprio quarto, fale: "É hora de dormir, meu amor", e deite-o na cama novamente sem outras palavras, nem beijos e abraços. Caso ele se levante de novo, repita tudo quantas vezes forem necessárias. Não dê atenção às manhas, aos choros, sede, fome, mal-estar, dores. Se você perceber que, em alguma noite, existe de fato algum medo ou dor reais e relevantes, aí sim, dê a atenção devida, procure resolver o problema e coloque-o para dormir na cama dele. Os resultados aparecerão.

Algumas crianças criam problemas na hora de dormir ou durante a madrugada porque querem ficar perto dos pais. Muitos filhos não têm a atenção e o carinho suficientes dos pais durante o dia e, quando choram à noite, conseguem a atenção que desejavam, o carinho que lhes faltou durante o dia. Quando choram ou ficam acordados, acabam conseguindo dormir na cama dos pais ou pelo menos ganham colo e atenção. É uma maneira de chamar a atenção dos pais e compensar a ausência de cuidados durante o dia. Alguns pais, por se sentirem culpados de não ter tempo para os filhos durante o dia, não conseguem ser firmes quando eles fazem birra ou manha na hora de dormir ou de madrugada. Para solucionar isso, não tem segredo, procure dar mais atenção, carinho e amor aos filhos durante o dia, separar um tempo livre com as crianças assim que chega do trabalho e nos finais de semana, além de cumprir a rotina noturna sugerida anteriormente.

## Na prática com Sophia

Decidimos que a Sophia iria para a cama perto dos 24 meses de idade. Ela gostava de ficar no berço, dormia bem ali, mas, como eu já queria engravidar do próximo bebê, achei melhor fazer a transição para a cama antes de engravidar.

Encomendei a cama com um marceneiro, aproveitei e mandei fazer uma mesinha também para ela pintar, brincar, desenhar e comer.

Antes de a cama chegar, comecei a prepará-la para a transição. Contava histórias em que as meninas mocinhas já dormiam em camas. Mostrei para ela o filme da *Princesinha Sophia*, em que ela tinha uma cama linda e dormia com o Bunny, um coelho de estimação. Quando a cama chegou, dei o coelhinho a ela. Sophia adorou a cama nova, logo subiu e ficou bastante orgulhosa de ter sua própria caminha. Tive o cuidado de encomendar uma cama com grades laterais para evitar quedas. Sophia adaptou-se muito bem, sentindo-se importante, com mais espaço e conforto, foi um processo muito bem-sucedido. A mesinha também foi um sucesso; ela logo quis sentar na cadeira para pintar e rabiscar os papéis sobre a mesa, dominando tudo e se adaptando com facilidade à nova mobília.

# 1.2 A importância da rotina para as crianças

Ter uma rotina é essencial para qualquer bebê. Eles ficam mais seguros e se desenvolvem melhor quando têm uma rotina estruturada, quando sabem o que esperar do seu dia, têm um passo a passo de suas atividades diárias. Por isso, sugiro a seguir um exemplo de rotina que pode ser estabelecido pela mãe.

Afinal, o bebê não nasce sabendo a que horas dormir, comer e brincar; ele pode, de modo tranquilo mas firme, ser condicionado a uma rotina saudável. Não se preocupe com a rigidez de horários, sei que cada mãe tem sua rotina, cada bebê tem seu temperamento próprio, alguns sentem mais sono que outros, alguns comem melhor que outros, alguns gostam de ficar mais tempo acordados, outros cansam rápido de brincar e querem ficar calmos e dormir, mas todos precisam ter uma rotina minimamente estruturada durante o dia. Comer, brincar, dormir, comer, brincar, dormir, e assim segue o dia.

Alguns fatores podem interferir na rotina – o nascimento dos dentes, a introdução de novos alimentos, novos hábitos de sono, mudança no funcionamento intestinal, férias, viagens, novas atividades, novos amigos, novo cuidador, doença, situações difíceis na família, entre outros. Tudo o que deixar o bebê desconfortável pode prejudicar sua rotina. O importante, porém, é identificar o problema (é dor, fome, frio, calor, incômodo, cansaço extremo, dificuldade para dormir?), procurar solucioná-lo, manter a constância e, dentro do possível, voltar aos hábitos usuais, a sua rotina.

Mas atenção: os pais devem estar atentos ao desenvolvimento da criança para adequar a rotina às novas capacidades, necessidades e habilidades do bebê. Acredite, tudo com amor, sem deixar de lado a disciplina, tende a funcionar para que você alcance os objetivos propostos – maior harmonia em sua casa para todos os membros.

## 1.2.1 Sugestões de rotina

Dos 4 aos 6 meses

- ◆ 7h     Café da manhã: leite (materno ou mamadeira)
- ◆ 7h30  Atividade
- ◆ 9h     Sono (o ideal é que dure pelo menos 1 hora e 15 minutos)

- ♦ 11h     Almoço: leite (materno ou mamadeira)
- ♦ 11h30 Atividade
- ♦ 13h     Sono (o ideal é que dure pelo menos 1 hora e 15 minutos)
- ♦ 15h     Lanche da tarde: leite (materno ou mamadeira)
- ♦ 15h30 Atividade
- ♦ 17h     Sono (no máximo por trinta minutos se a criança mostrar sinais de cansaço)
- ♦ 17h30 Jantar: leite (materno ou mamadeira; enchendo o tanque)
- ♦ 18h     Atividade
- ♦ 19h     Banho
- ♦ 19h30 Ceia (antes de dormir): leite (materno ou mamadeira; refeição robusta)
- ♦ 20h     Sono
- ♦ 22h30 Grande ceia: leite (materno ou mamadeira; mamada dos sonhos)[1]
- ♦ 23h     Sono

Dos 6 aos 10 meses
- ♦ 7h15    Café da manhã: leite (materno ou mamadeira) + fruta + carboidrato (opcional)
- ♦ 7h30    Atividade
- ♦ 9h30    Lanche da manhã: fruta amassada + suco (somente se a criança quiser; o suco não é essencial)
- ♦ 9h45    Atividade
- ♦ 10h45 Soneca
- ♦ 12h30 Almoço: papa salgada (carboidrato + legumes + vegetal + leguminosa)
- ♦ 13h     Atividade
- ♦ 15h     Leite (materno ou mamadeira)
- ♦ 15h30 Soneca
- ♦ 16h30 Lanche da tarde: fruta + carboidrato (opcional)

---

1 Veja mais sobre a mamada dos sonhos no Capítulo 4: Desmame.

**32**  Introdução Alimentar

- 17h   Atividade
- 18h30 Jantar: papa salgada (carboidrato + legumes + vegetal + leguminosa)
- 19h   Atividade
- 19h45 Banho
- 20h15 Ceia (antes de dormir): leite (materno ou mamadeira)
- 20h30 Sono
- 22h30 Grande ceia (somente até os 7 meses): leite (materno ou mamadeira; mamada dos sonhos)
- 23h   Sono

Após os 10 meses
- 7h15  Café da manhã: leite (materno ou mamadeira) + fruta + carboidrato
- 7h30  Atividade
- 9h30  Lanche da manhã: fruta + suco (somente se a criança quiser; o suco não é essencial) + carboidrato
- 9h45  Atividade
- 10h45 Soneca
- 12h30 Almoço: papa salgada (carboidrato+ legumes + vegetal + leguminosa)
- 13h   Atividade
- 15h   Leite (materno ou mamadeira)
- 15h30 Soneca
- 16h30 Lanche da tarde: fruta + carboidrato
- 17h   Atividade
- 18h30 Jantar: papa salgada (carboidrato + legumes + vegetal + leguminosa)
- 19h   Atividade
- 19h45 Banho
- 20h15 Ceia (antes de dormir): leite (materno ou mamadeira)
- 20h30 Sono

Dos 12 aos 24 meses (tendência de tirar apenas uma soneca por dia)

A seguir, a melhor opção de rotina para crianças que frequentam a *escola no período da manhã*:

- 6h30 Café da manhã: leite (materno ou mamadeira) + fruta + carboidrato
- 7h30 Atividade ou escola
- 9h30 Lanche da manhã: fruta + carboidrato+ suco (somente se a criança quiser; o suco não é essencial)
- 10h Atividade
- 12h Almoço: comida salgada (carboidrato + legumes + vegetal + leguminosa) + fruta de sobremesa (caso o bebê aceite e queira; não é essencial, é opcional)
- 12h30 Atividade
- 13h30 Soneca
- 15h Lanche da tarde: fruta + leite (materno ou mamadeira)
- 15h30 Atividade
- 18h Jantar: comida salgada (carboidrato + legumes + vegetal + leguminosa) + fruta de sobremesa (caso o bebê aceite e queira; não é essencial, é opcional)
- 18h30 Atividade
- 19h30 Banho
- 20h Ceia (antes de dormir): leite (materno ou mamadeira)
- 20h30 Sono

A seguir, a melhor opção de rotina para crianças que frequentam a *escola no período de tarde*:

- 7h Café da manhã: leite (materno ou mamadeira) + fruta + carboidrato
- 7h30 Atividade
- 9h30 Lanche da manhã: fruta + leite (materno ou mamadeira)
- 10 h Atividade
- 10h45 Soneca

## 34 Introdução Alimentar

- 12h30 Almoço: comida salgada (carboidrato + legumes + vegetal + leguminosa) + fruta de sobremesa (caso o bebê aceite e queira; não é essencial, é opcional)
- 13h Atividade ou escola
- 15h30 Lanche da tarde: fruta + carboidrato + suco (somente se a criança quiser; o suco não é essencial)
- 16h Atividade
- 18h30 Jantar: comida salgada (carboidrato + legumes + vegetal + leguminosa) + fruta de sobremesa (caso o bebê aceite e queira; não é essencial, é opcional)
- 19h Atividade
- 19h45 Banho
- 20h15 Ceia (antes de dormir): leite (materno ou mamadeira)
- 20h30 Sono

Como já foi explicado anteriormente, a criança a partir dos 12 meses tende a ter apenas um soninho mais longo por dia. Assim, caso ela ainda não esteja na escola, deixe que siga seu ritmo e escolha o período do dia em que prefere tirar sua soneca mais longa, desde que seja antes das 15h, para não atrapalhar o sono noturno.

# 1.3 Ansiedade de separação

A partir dos 7 meses, o bebê pode passar um período no qual desenvolve ansiedade de separação da pessoa amada, em geral a mãe. Isso é normal, e, quando trabalhada da maneira correta pelos pais, esta fase dura em média de um a dois meses.

Nessa idade, o bebê já começa a perceber a importância que a mãe tem em sua vida. Ele sabe que precisa dela e a quer por perto, mas ainda não compreende que, quando a mãe sai e fica um tempo fora, não é para sempre – ela volta. É nesse momento, então, de separação que os filhos começam a perceber que são seres separados da mãe, e não uma só pessoa. Porém, para passar por essa fase sem sequelas, a mãe precisa ter paciência e estabelecer elos de confiança com o filho. A criança tende a ficar insegura toda vez que a mãe sai do seu campo de visão, e com frequência chora querendo que ela volte.

Listo aqui algumas atitudes que a mãe pode ter para ajudar seu filho a passar por essa fase de insegurança mais rapidamente:

- É importante que a mãe responda ao choro da separação com um tom de voz alegre, dizendo: "Tudo bem, a mamãe já volta. Logo, logo estarei aqui com você!".
- Não fale comum tom de voz rude ou grosseiro que provoque mais pânico no bebê, nem que seja melodramático ("síndrome do coitadinho").
- Fique um pouco mais com a criança para acalmá-la, mas evite pegá-la no colo o tempo todo, sempre que ela chora.
- Mostre que você responde às suas necessidades sem pegá-la no colo o tempo todo, tente distraí-la, brinque com ela de esconde--esconde (para que perceba que você some de vista, mas volta).
- Não saia de fininho (fale aonde está indo, explique que volta logo, e use um tom de voz alegre, firme e confiante).
- Não deixe o bebê chorando até cansar; ele não aprenderá nada dessa maneira. Ele pode até parar de chorar, mas provavelmente é porque percebe que a mãe não atende às suas necessidades, quebrando o elo de confiança – o que poderá lhe trazer problemas futuros.

Com essas atitudes e com a ajuda do papai e de pessoas queridas, logo essa fase passará – tudo vai depender de como os pais lidam com a situação. Esse não é um bom período para colocar o bebê no berçário, pois a ruptura pode ser muito brutal, trazendo traumas ao seu desenvolvimento e retardando seu amadurecimento.

### Na prática com Sophia

A Sophia passou por essa fase do choro da separação, mas logo superou. Ela nunca gostou de ficar sozinha; sempre demonstrou claramente que gostava de companhia. Quando a gente ameaçava sair de perto dela, pronto, aí vinham os choros e as reclamações. Comigo, então, esse comportamento era mais enfático e forte. Nessas horas, eu procurava sempre ficar um pouco mais perto dela, dizendo-lhe com carinho que eu precisava sair um pouco, mas que logo, logo estaria de volta. Nunca saía escondida, sempre explicava e falava para onde estava indo, mesmo que ela parecesse não entender.

Além disso, muitas vezes deixava meu marido e ela sozinhos para que se acostumassem um com o outro, sem competições. Nem percebi ao certo quando essa ansiedade diminuiu, tudo ocorreu naturalmente.

Mas Sophia reclamava bastante quando saíamos de perto dela, tanto eu quanto meu marido, a vovó, o vovô... Enfim, ela queria mesmo era a nossa companhia, queria interagir, brincar com alguém conhecido e amado, não precisava ser necessariamente sua mamãe.

As coisas começaram a ficar mais intensas e difíceis quando ela completou 1 ano e passou a entender melhor algumas coisas. Ela percebia quando eu ia sair e grudava nas minhas pernas, balbuciava algumas coisas olhando para mim, como se quisesse dizer: "Fica comigo, não sai". Sempre passei muito tempo com minha filha, mas todo mundo precisa de um tempo só seu, e além disso eu precisava trabalhar. Várias vezes ela ficava chorando, quando eu dizia que ia sair; não era nada fácil, mas precisava mostrar para ela que a mamãe podia sair, mas voltaria. Além disso, ela sempre ficava com alguém amado para cuidar dela e distraí-la enquanto eu estivesse ausente. Meu maior conforto era ouvir, na volta, que a Sophia tinha parado logo de chorar e brincara o tempo todo, fora, claro, ser recebida por ela com um sorriso bem gostoso.

Já a partir dos 18 meses, Sophia estava mais confiante e segura. Ela sempre gostou de ficar com a mamãe e o papai, mas já entendia e ficava feliz quando ia dormir na casa do vovô e da vovó. Foi construído um elo de confiança importante entre nós.

# 1.4 Tempo de atividade: quantidade com qualidade é o ideal

A partir dos 6 meses, o bebê tem mais mobilidade física, e seu desenvolvimento motor passa a ter função central em seu crescimento. Provavelmente o bebê já sabe se virar, se sentar, e, a partir daí, a evolução é grande. Primeiro ele irá se arrastar, depois começa a sair do lugar sozinho, alguns engatinham, outros nem engatinham e já começam a dar os primeiros passinhos perto dos 9 meses. Essa mobilidade toda que faz parte do seu crescimento tão esperado pode, porém, atrapalhar o sono, causar inquietação e agitação noturna.

É importante que a criança tenha tanto seu espaço para brincar sozinha, seu tempo para se descobrir, quanto seu tempo para se socializar (caso queira e esteja preparada) com outras pessoas e crianças. Nessa fase de tantos descobrimentos, é importante que os pais não persigam a criança pela casa toda. Deixem-na explorar as coisas e descobrir como é ter um pouco de independência – sem que corra riscos físicos de se machucar, é claro.

Faça algumas mudanças em casa para proporcionar ao seu filho um local seguro e agradável para brincar – vale a pena se prevenir:

- coloque protetores nos cantos de mesas e móveis;
- retire de cima dos móveis objetos de valor que sejam importantes e que não possam ser quebrados;
- coloque protetores nas portas para evitar que elas batam, podendo prender os dedos da criança;
- coloque protetores nas tomadas;
- coloque telas e redes de proteção nas janelas e escadas;
- coloque portões em corredores e portas que não devem ser abertas ou por onde a criança não deve passar;
- se tiver piscina em casa, coloque um portão na entrada e uma cobertura em cima para prevenir que acidentes aconteçam;
- tire materiais de limpeza e remédios do alcance da criança;
- não tenha armas de fogo em casa;
- guarde bem as facas e objetos cortantes da cozinha;
- não deixe as tampas das privadas abertas; se quiser coloque protetores que evitam que a criança levante a tampa;
- não deixe baldes cheios de água, pois a criança pode cair dentro e se afogar;
- sempre olhe dentro da máquina de lavar antes de utilizá-la;
- tenha um espaço para a criança brincar à vontade e fazer bagunça;
- compre brinquedos adequados para a idade de seu filho;
- quando ele estiver preparado, organize grupos de atividades para ele brincar com outras crianças; e
- planeje atividades nos horários de atividade do bebê, longe das sonecas habituais.

Dos 6 aos 9 meses, a criança manipula objetos com facilidade, precisa trocar de posição o tempo todo e enjoa de brincar com os mesmos brinquedos. Nesta fase, ela é extremamente curiosa; olha tudo e quer pegar as coisas com as próprias mãos, levando-as à boca. Incentive seu filho a brincar sozinho e desenvolver sua capacidade de se entreter e ser independente.

A partir dos 9 meses, as brincadeiras com água e areia já são muito bem-vindas. Ir à praia no final de tarde ou no início da manhã é um ótimo programa para um fim de semana ou para as férias. As atividades ao ar livre e a convivência com outras crianças também são bastante apreciadas. Ofereça brinquedos que apresentem desafios e sejam novidades, pois as crianças se cansam rápido dos brinquedos que já conhecem e dominam. Nesta fase, ela já consegue ficar em várias posições e tem mais mobilidade, além de costumar adorar ir para o chão engatinhar, ficar em pé segurando nos móveis, ou pode até mesmo já querer dar os primeiros passos. Isso, então, requer atenção 24 horas, pois qualquer descuido pode causar um acidente.

Neste período também as crianças escorregam, caem e podem bater a cabeça, a boca e outras partes do corpo, causando lesões. Por isso, é tão importante tornar sua casa segura para os pequeninos explorarem tranquilamente sem muitos "nãos". Eles prestam atenção em tudo o que acontece à sua volta, não querem perder nada, e um desafio é sempre prazeroso para eles. Assim, proporcione à criança espaço seguro, brinquedos e atenção. A criança não tem noção de perigo; nós, cuidadores, somos responsáveis pela integridade física dos pequenos.

## Na prática com Sophia

A Sophia, por exemplo, com 9 meses, não queria saber de engatinhar; parecia que o que ela queria mesmo era ficar em pé e sair andando. Tinha uma vontade incrível de sair correndo atrás da gente por onde íamos. Dava uma canseira enorme em todos nós. Com 10 meses, a Sophia começou a engatinhar pela casa toda, ficava em pé se apoiando em tudo que estivesse à sua frente. Apoiava-se nas paredes, sofás, mesas, cadeiras, bancos, nas nossas pernas, enfim, em tudo. Queria segurar na nossa mão para caminhar, às vezes parecia que ia sair correndo, ou até voando. Ela dava passos largos, ligeiros e firmes. Que fase deliciosa, quanta evolução em tão pouco tempo!

Ela nos chamava para brincar com as mãos, apontava com o dedinho tudo que queria fazer e aonde queria ir, mostrando-se mais independente. Ela engatinhava da sala para a cozinha, para os quartos e banheiros com extrema rapidez e agilidade. Dava para perceber a sua alegria por conseguir nos seguir pela casa toda. Houve momentos em que bateu levemente a cabeça, o rostinho, caiu de bunda, mas nada grave, pois sempre estávamos por perto para ampará-la.

Sophia já conseguia abrir gavetas, portas e tirar alguns objetos do lugar, mas tinha alguém sempre perto dela ensinando o que podia e o que não podia fazer. Este é um período que exige cuidado 24 horas, mesmo. A casa precisa estar adaptada para que o bebê possa se desenvolver sem riscos, e os pais devem ficar atentos para orientar e cuidar do filho. Não adianta somente dizer não, é preciso também afastar o perigo e ensinar, pois a criança não tem noção do perigo e vai tentar várias e várias vezes repetir algo perigoso.

A interação com Sophia era cada vez maior e melhor; ela dava beijos, abraços, nos oferecia a comida que estava comendo, nos dava seus brinquedos para brincarmos juntos, dava tchau e expressava extrema alegria quando alguém querido chegava em casa. Sophia sempre foi muito brincalhona, alegre e sorridente. Nesta fase brincávamos muito juntos, era muito gostoso. Fazíamos cócegas, nós a jogávamos para cima, e ela gostava muito de estar e brincar conosco. Queria nossa atenção o tempo todo; não era suficiente estarmos por perto, precisávamos interagir com ela. À medida que ela foi crescendo, ficou mais fácil cuidar dela – muito mais do que quando era bebê. Agora entendíamos melhor o que ela queria nos dizer, nos divertíamos juntos, ela já era mais independente para brincar, folheava livros, revistas, entendia como utilizar alguns brinquedos de encaixar, apertar botão e balançar. Que fase gostosa, estávamos apaixonados por nossa filha. Era maravilhoso estar com ela, pois encheu nossa casa de alegria e movimento. Quando nossa bebê dormia, dava até saudade. Acredita?!

Após os 11 meses, ela queria andar o tempo todo. Segurava na nossa mão, apertava bem forte nossos dedos e seguia em frente. Não queria saber de engatinhar, queria mais era sair andando. Ela nos chamava, esticava seus braços, pegava na nossa mão e ia aonde queria.

A partir de 12 meses ela começou a andar segurando apenas em um dedo de nossas mãos; segurava bem forte e ficava muito ofendida se tentássemos soltar o dedo para estimulá-la a andar sozinha. Resolvemos deixar que ela mesma percebesse que já podia andar sozinha, sabíamos que ela soltaria o nosso dedo quando se sentisse segura. Quando ela precisava, dava vários passos sozinha, mas quando percebia que estava andando, se abaixava e começava a engatinhar.

Na semana em que completou 15 meses ela começou a andar sozinha – primeiro ia de um lugar para o outro, apoiando nas paredes, sofá e cadeiras. Mas em poucos dias já estava correndo pela casa, sem segurar em nada. Tomava alguns tombos, mas nada grave. Ela levantava e seguia em frente. Estávamos sempre por perto para dar segurança e ajudá-la no que fosse preciso. Ela amava correr pela casa se escondendo e nos chamando para brincar de pega-pega; nós nos divertíamos muito, dávamos gargalhadas deliciosas juntos.

Sophia conseguia abrir e fechar todas as portas e gavetas que estavam ao seu alcance. Queria mexer em tudo, não queria brincar com seus brinquedos – sua diversão era descobrir tudo pela casa. Amava os controles remotos, celulares, chaves de carro, iPhones e iPads. Mexia em nossos sapatos, queria comer o papel higiênico, mexer no lixo, tirar as coisas de dentro dos armários e gavetas, e deixava tudo espalhado. Depois eu tentava criar uma brincadeira para estimulá-la a arrumar os objetos de volta em seus lugares.

A atenção tinha que ser redobrada; tivemos que colocar travas nas privadas e nos outros locais da casa; tentamos ensinar em que ela podia ou não podia mexer. É claro que ela não concordava quando dizíamos que não podia fazer algumas coisas – ficava nervosa, mexendo os braços e gritando bem brava, mas tentávamos distraí-la com algo que ela pudesse fazer.

Nesta fase é importante tirar todos os objetos cortantes do alcance da criança, uma medida de precaução que deve ser tomada na cozinha, no banheiro, na área de serviço, na sala, nos quartos, na dispensa etc.

Sophia gostava muito de encaixar e desencaixar objetos. Todos os brinquedos que estimulavam a coordenação motora chamavam mais a atenção dela.

Nossa bebê também gostava de brincar conosco, mas, quando a gente não estava lhe dando atenção, ela vinha puxar nosso cabelo, sentava no nosso colo, pisava em cima da gente, colocava objetos na boca, enfim, fazia de tudo para chamar nossa atenção. Assim, decidimos ficar todo o nosso tempo livre com ela, acompanhando ao máximo seu crescimento.

Sabemos das dificuldades de os pais conciliarem vida profissional e pessoal, e é difícil sobrar tempo para se dedicarem aos filhos. Mas é importante que o pai e a mãe separem alguns momentos diariamente para brincar e dar atenção exclusiva para a criança. Os filhos sentem falta do contato, do carinho, do amor, do olhar e da atenção dos pais. Ir ao shopping, ao supermercado, à feira, fazer compras, visitar uma amiga... Essas tarefas podem não significar qualidade de tempo com os filhos. Tempo de atividade é ir ao parque caminhar, pedalar, brincar no parquinho, chutar uma bola, dar risada de um filminho juntos, ouvir o que a criança tem a dizer, contar histórias, olhar nos olhos, brincar de boneca etc. Porém, é possível fazer de algumas atividades diárias na companhia dos filhos pequenos algo agradável para todos. O segredo é manter as crianças ocupadas, deixá-las participar, ajudar, escolher os alimentos, sem pânico, nervosismo ou pressa. Ao ir à feira, faça uma lista de compras e com paciência deixe a criança ajudar. A partir dos 18 meses já é possível envolver as crianças nesse processo. Tenha expectativas realistas de acordo com a idade da criança. Deixe-a segurar alguma sacola, escolher alguns alimentos, elogie, estimule e incentive. Caso algum ato de indisciplina ocorra, tente corrigi-lo (veja nos tópicos a seguir como agir nesses momentos).

Outro cuidado a ser tomado é na *escolha* do que fazer. Meninos e meninas muitas vezes se interessam por brincadeiras diferentes. As meninas têm tendência a gostar de brincar de casinha, com bonecas, carrinhos de boneca, panelinhas etc. Já os meninos gostam de brincar de luta, polícia, com carrinhos etc. É importante que principalmente o pai brinque e se envolva nas brincadeiras tanto dos meninos quanto das meninas. Outra questão é que os pais não devem recriminar as meninas que querem brincar com as coisas dos meninos, nem os meninos que querem brincar com as coisas das meninas. Deixe a imaginação e a criatividade das crianças fluir; lembre-se de que elas são apenas crianças.

O melhor caminho é não deixar os filhos entediados, sem nada para fazer. Crianças precisam estar envolvidas, entretidas com algo. Mas não use o computador ou a televisão como babá de seus filhos. Coloque limites para seu uso. Tente, na maior parte do tempo, criar atividades interessantes, lúdicas, interativas, desafiantes, que desenvolvam as habilidades manuais e motoras do seu filho. Crianças entediadas tendem a brigar, podem se tornar agressivas e fazer coisas negativas só para chamar a atenção dos pais.

# 1.5 Conduzindo seu filho ao equilíbrio emocional

A educação de um filho merece a vigília constante dos pais desde cedo. Assim como eles se preocupam com o dormir, o vestir, o comer, devem ficar atentos às emoções e atitudes da criança. Os bebês entendem mais do que conseguem comunicar ou expressar; sua capacidade física, motora, de verbalizar e de se comunicar é inferior a sua capacidade mental. Isso pode gerar frustração na criança pela dificuldade de se fazer entender e compreender. Seu campo de memória já está bem desenvolvido; ela é capaz de lembrar-se de rostos, lugares e sons com certa facilidade. Alguns bebês são bastante sensíveis e ficam extremamente angustiados quando estão em novas situações ou na presença de pessoas estranhas.

Alguns bebês são mais sensíveis que outros, uns dormem melhor, outros aceitam a alimentação com mais facilidade, uns gostam de brincar sozinhos, outros gostam de brincar com os amiguinhos, uns são mais tímidos, outros são mais expansivos, uns se adaptam com facilidade a novas situações, outros preferem sempre as mesmas coisas, pessoas e lugares, uns choram mais, outros riem mais, uns são mais ativos, outros são mais calmos, uns são mais apegados, outros são mais independentes, uns são mais carinhosos, outros são mais agressivos... enfim, cada criança tem seu temperamento, manias e reações. É preciso entender suas diferenças e lidar bem com elas, para que a criança cresça em um ambiente de respeito e tranquilidade, no qual possa aprender e tornar-se um adulto mais confiante em suas capacidades.

Os pais têm papel muito importante em todo esse processo de aprendizagem da criança, são responsáveis por conduzir o filho em seus desafios e em busca do equilíbrio emocional, do autocontrole, que são a base para ter domínio sobre seus próprios instintos e sentimentos. É preciso entender, perceber e conhecer seu filho para agir da maneira mais adequada nas diferentes situações. É importante perceber seus desejos, medos, anseios e necessidades, para poder ajudá-lo nesse processo de crescimento emocional.

Os pais podem, por exemplo, ajudar um filho a superar e controlar seu temperamento explosivo, ou ajudá-lo a ser menos tímido – tudo vai depender da maneira como as situações são conduzidas, a natureza da criança deve ser aceita e trabalhada. O que não se deve fazer é tentar mudar a essência da criança, ou negligenciar seus sentimentos e emoções. Nunca force a criança a sentir algo que não lhe é natural ou ser aquilo que ela não é. Estimule as qualidades e ajude-a a lidar com suas dificuldades. Seja constante e paciente, seja presente e frequente!

Uma relação de confiança forte entre pais e filho contribui de forma positiva no aprendizado emocional da criança – ela fica menos propensa a ter problemas comportamentais no futuro. Uma relação de confiança com os pais é a base para a criança entender suas emoções e aprender a lidar com elas da melhor maneira possível.

Dentro desse processo, estabelecer limites é imprescindível. A criança precisa saber aquilo que se espera dela, qual comportamento deve ter nas diferentes situações e lugares. Os filhos aprendem ouvindo e observando aqueles que estão à sua volta, por isso é tão importante estar junto, conhecer e acompanhar o crescimento da criança. Eles captam os gestos e sentimentos das pessoas e procuram imitá-las, são como esponjas, absorvendo tudo à sua volta.

As crianças menores, com menos de 1 ano, ainda não entendem causa e efeito, não compreendem que bater com as mãos no rosto de alguém é algo inaceitável e que machuca. Elas estão apenas movimentando os braços e desenvolvendo a coordenação motora. Nesse caso, ainda não dá para disciplinar a criança, mas diga com um tom de voz diferente e firme: "Não faça isso, machuca". Não dê risada, pois, se você for firme, a criança vai registrando sua reação e, no momento certo, perceberá que não deve bater nos outros.

Se seu filho precisa de mais espaço para brincar, dê essa oportunidade a ele; caso não goste de brincar com o filho da sua amiga, não o force; proporcione um ambiente agradável e seguro para ele se desenvolver e crescer. Não obrigue seu filho a fazer aquilo que não quer, ou sentir o que não sente, nem negue suas emoções. Comunique-lhe o que espera de seu comportamento em cada situação; se ele ainda não estiver preparado para algum novo desafio, não o exponha, tenha expectativas realistas em relação ao comportamento e emoções de seu filho. Por exemplo, você quer que ele brinque com aqueles primos novos do interior, mas ele não quer, se sente inseguro e acuado. Então, não grite com ele nem o xingue, não seja rude ou grosseiro, não obrigue; retire-o e leve-o para fazer outra coisa de que goste, em que se sinta mais à vontade, ou fique com ele para ajudá-lo na adaptação.

Caso seu filho se sinta ameaçado brincando com o amiguinho do prédio, ou ficando no parquinho com outras crianças, evite essas situações ou fique com ele até ele se sentir confortável, promovendo aprendizado e amadurecimento. Se seu filho não quiser ficar na casa da avó, ou na casa de sua amiga, espere mais um pouco para deixá-lo nesses lugares, pois talvez ele ainda não esteja preparado para este desafio. É necessário deixar a criança seguir o seu ritmo – respeite sua individualidade e apoie-

-a; em breve vai perceber os progressos e os avanços em seus relacionamentos. Mostre que você sai e volta, faça-o sentir-se seguro, explique o que está acontecendo e converse sobre o assunto.

Agora, se seu filho fica agressivo com outras crianças, começou a bater e a chutar os outros, ele pode estar aprendendo isso com alguns amiguinhos, pode estar sendo agredido por outro colega, ou pode estar frustrado ou superestimulado. Perceba as situações em que ele fica agressivo, e afaste-o delas. Troque de ambiente até que seu filho possa se acalmar, distraia-o, fique com ele, peça-lhe para explicar o que está sentindo, mesmo que ele não consiga muito bem, e parabenize-o quando afinal se acalmar: "Parabéns, você se acalmou, agora podemos voltar a brincar".

As crianças precisam aprender a controlar suas emoções, e elas se sentem mais seguras quando os pais intervêm para ajudá-las – é papel dos pais conduzir esse processo. O pai e a mãe precisam perceber quais as situações que desencadeiam emoções negativas ou positivas em seu filho, o que os irrita e o que os acalma. Procure levá-lo para brincar após seus horários de soneca e alimentação; provavelmente ele estará mais descansado e com energia para brincar. Evite muitas situações novas no mesmo dia ou até na mesma semana (dependendo da criança); programe o dia de seu filho de acordo com a rotina dele, levando em conta seus horários de sono e refeições. Procure interpretar o choro da criança, sua linguagem corporal, facial, verbal e suas necessidades. Antes de tomar qualquer atitude desesperada, ouça o que ele tem a dizer, olhe em seus olhos.

Por outro lado, ficar frustrado e lidar com situações difíceis é algo natural da vida, por isso é importante que os pais ajudem a criança a desenvolver a habilidade de se acalmar, lidar com as frustrações e sentimentos ruins.

### Na prática com Sophia

Minha bebê demorou mais que algumas crianças para começar a andar sozinha. Dos 11 até os 15 meses (1 ano e 3 meses), ela só andava segurando nos objetos, na parede ou no nosso dedo. Aventurava-se a dar somente alguns passos sozinha. Por outro lado, percebi que ela era mais desenvolvida emocional e socialmente que as outras crianças de sua idade. Seu progresso era maior em outras habilidades. Ela era extremamente comunicativa e sociável, sabia chamar a atenção, expressar exatamente aquilo que queria, do que gostava e do que não gostava. Era bastante atenta, observadora, sensível e perceptiva sobre o que estava acontecendo à sua volta. Procurava se comunicar com as pessoas, fazer amizades, dava gargalhadas e se divertia com as brincadeiras conosco.

Com 15 meses ela andava sozinha, com 16 meses já estava correndo. A evolução foi muito rápida, tínhamos que correr atrás dela para evitar que ela corresse riscos. E, principalmente, não a forçamos a nada... Deixamos que o tempo se encarregasse disso, mas estávamos sempre por perto para ampará-la, estimulá-la e corrigi-la se fosse preciso.

O equilíbrio emocional dos filhos depende muito da relação que eles têm com seus pais desde a primeira infância. Ter pai e mãe presentes, que participam, são amorosos, carinhosos e atenciosos proporciona à criança uma chance maior de ser um adolescente e um adulto equilibrado e feliz.

Se você quer criar um filho educado, amoroso, obediente, presente, feliz, companheiro, com boa autoestima, então seja um pai ou uma mãe que realmente assume a responsabilidade pela educação de seu filho, esteja presente, ouça seus filhos, participe do dia a dia deles, ame, converse, olhe nos olhos, passe um tempo de qualidade com ele. Não terceirize a educação, a atenção e os cuidados com seu filho. Isso não é responsabilidade da babá, da avó, da escola ou da creche. Os pais precisam assumir suas responsabilidades com amor – isso sim faz diferença no desenvolvimento da criança e no adulto que ela irá se tornar.

# 1.6 Evitando e controlando os escândalos

Fazer uma criança feliz não significa dar a ela tudo o que ela quer nem evitar qualquer sentimento de frustração. Os pais precisam ajudar a criança a lidar com suas emoções, principalmente as negativas, e não tentar evitá-las. Devem conversar com seu filho e orientá-lo, relacionar-se com ele e estar presentes em momentos bons e ruins. Estabelecer limites realistas e ensinar que é importante ter capacidade de lidar com o nervosismo, a frustração, o tédio e a ansiedade deixa a criança mais segura. Ela deve aprender o que se espera dela, o que é adequado e o que não é em diversas situações. Diferencie o certo do errado, o bom do ruim, o adequado do inadequado. Não permita que a criança faça em casa o que não deve fazer no restaurante, na escola, na casa da vovó ou do amiguinho.

O descontrole emocional pode levar a criança ao isolamento e à agressividade (morder, beliscar, chutar, bater etc.). Algumas crianças são mais propensas aos escândalos devido ao seu temperamento, mas o comportamento dos pais em relação aos filhos é peça-chave para evitar o descontrole emocional.

As crianças pequenas são sensíveis a alterações. Elas percebem tudo à sua volta, desde mudanças em sua rotina (brincadeiras diferentes, uma nova atividade) até alterações emocionais nas pessoas com as quais elas se relacionam. Qualquer coisa pode deixá-las vulneráveis, frustradas e alterar seu humor. Nesse momento, os pais precisam estar presentes e em concordância para orientar, proteger, estimular e acompanhar o filho, deixando-o seguro.

Muitas crianças ficam nervosas e frustradas quando não conseguem expressar aquilo que querem. Sabem o que querem falar, mas não conseguem se fazer entendidas, pois ainda desconhecem as palavras. Nesse momento converse com seu filho, peça para ele apontar o que deseja, ensine-o a falar o que quer, esforce-se para entendê-lo. Todas estas intervenções são positivas no desenvolvimento da criança e a ajudam a ser mais segura, entender seus sentimentos e controlar seus impulsos. Prevenir-se de situações estressantes ajuda a controlar escândalos e comportamentos inadequados do seu filho, principalmente em lugares públicos.

Quando você está diante de um mau comportamento do seu filho, não relativize, não racionalize nem justifique, independentemente da idade da criança. É importante que alguma atitude seja tomada com firmeza, para que a criança perceba e saiba que aquele comportamento é inapropriado. O mau comportamento precisa ter consequências compatíveis com a idade da criança. Primeiro, ela deve saber que está tendo um mau comportamento, algo não aceitável, e que cada vez que agir assim haverá uma consequência por causa de sua atitude da parte dos seus responsáveis. Não estou falando aqui em bater na criança, mas sim em agir firmemente para que ela esteja ciente de que toda má atitude gera uma consequência para quem a cometeu.

Seguem alguns exemplos:

1. Se seu filho (com mais de 18 meses) bater em um amiguinho, separe-o delicadamente do grupo de amigos, olhando nos olhos dele, no mesmo nível (altura), e fale em tom calmo que não se deve bater nas pessoas, que isso machuca e que quando ele estiver calmo e souber brincar, poderá voltar a ficar com os demais – e mantenha-o ao seu lado por um tempo. Quando seu filho se acalmar e pedir desculpas, leve-o de novo para brincar. Caso ele não se acalme nem peça desculpas, leve-o embora.
2. Se seu filho quebrar o brinquedo de um amiguinho, fale para ele que deveria ter tido mais cuidado e leve-o para comprar um novo brinquedo para o amigo ou pegue um brinquedo dele e dê ao amigo. Agora, se seu filho não quer emprestar os brinquedos dele para os amigos, isso é um direito dele e deve ser respeitado. Quando ele estiver pronto para emprestar, vai fazer isso por iniciativa própria.
3. Se seu filho levar para casa um brinquedo do amiguinho escondido, ensine a ele que isso é errado – não se deve pegar nada que não é seu sem que a pessoa, a outra criança, o tenha emprestado; faça-o levar de volta e pedir desculpas ao amiguinho.

Esses são exemplos de ações que tiveram consequências com as quais provavelmente a criança aprendeu algo. Isso não quer dizer que ela nunca irá repetir um comportamento inadequado já ensinado, mas, pelo menos, se você mantiver a constância e firmeza, impondo os limites e acompanhando o desfecho, com o tempo a tendência é a criança parar de agir de modo errado.

Quando os pais perceberem que a criança perderá a calma, ou ficará em alguma situação crítica que a levará a dar um escândalo (gritando, esperneando, jogando-se no chão, xingando), devem agir rápido e intervir antes que as coisas cheguem ao limite. O melhor a fazer é afastar delicadamente a criança, ficar com ela até que se acalme, *sem negociação alguma* ("Vou comprar um igualzinho pra você", "Não liga, esse menino é bobo", "Lá em casa a mamãe tem um mais bonito ainda, e é só pra você" etc.). Distraiam-na com outra coisa, levem-na para um lugar mais calmo e emocionalmente seguro. Se os pais cederem aos escândalos, eles só tendem a se intensificar, pois a criança percebe que dessa forma conseguirá tudo o que quer. Mesmo que esteja todo mundo olhando, não cedam só para a criança parar de berrar; levem-na para outro lugar, falem que o que ela quer não vai acontecer, o porquê disso e o que ela está sentindo ("Você está nervosa; queria brincar com aqueles brinquedos que não são seus, mas seu amiguinho não quer emprestar, e você não pode pegar à força. É errado"). Esperem que ela se acalme, digam-lhe para respirar. Se for preciso, a mãe ou o pai deve colocá-la no colo de costas para seu peito. Depois que ela se acalmar, deem-lhe os parabéns ("Parabéns, você conseguiu se acalmar"), e só então decidam se ela deverá voltar à atividade anterior, ou se vocês devem fazer outra atividade, mais calma, segura e agradável.

Os pais não devem usar de brutalidade, nem de força física desnecessária. Não gritem, nem percam a calma, isso só piora as coisas e não ensina nada à criança – respirem antes de agir, por mais constrangedora que esteja a situação; em algumas situações isso é bem difícil, eu sei, mas pratiquem. Quando os pais perdem o controle, a criança se descontrola ainda mais. Nesses momentos conturbados, não adianta dar um sermão na criança, nem discutir com ela. Esperem um pouco em silêncio, e deem tempo para vocês e a criança se acalmarem. Com calma, no momento oportuno, quando a criança estiver mais aberta a entender e a prestar atenção em vocês, expliquem-lhe o porquê das coisas.

Se você sabe que está indo com a criança a um local propício a escândalos, previna-se e também previna a criança. Se seu filho vai a algum lugar onde não pode comer algumas coisas, leve um lanche de que ele goste muito na bolsa. Ofereça-lhe no momento oportuno e evite um possível escândalo. Evite marcar algum compromisso no horário da soneca de seu filho, pois ele provavelmente estará de mau humor e com sono, pois está acostumado a descansar naquele horário.

Agora, caso seu filho esteja repetindo um mau comportamento, sobretudo se for agressivo, preste atenção aos sinais e dicas que ele provavelmente está dando no dia a dia. Pode ser uma nova atividade, um amiguinho agressivo, algum medo – esteja atento e intervenha quando perceber o que é. Mostre que você está com ele, quer entendê-lo, protegê-lo e ensiná-lo a lidar com suas emoções; não exponha seu filho a algo que ele não queira. Também evite deixá-lo brincar com uma criança agressiva, pois ele pode aprender a agir assim ou se sentir coagido por ela. Se for um priminho ou priminha, converse com as pessoas da família e diga que andou reparando que seu sobrinho vem com brincadeiras grosseiras que podem machucar de verdade; peça delicadamente para os pais tomarem alguma atitude em relação ao problema do filho deles. Se não adiantar, o melhor então é afastar seu filho ou vigiá-lo nas brincadeiras. Não o exponha a situações desagradáveis.

Não comente os problemas de seu filho com suas amigas, familiares e amigos, principalmente na frente da criança. Isso deve ser algo resolvido pelos pais e cuidadores a sós.

Antes de 1 ano de idade, as palavras não significam nada para as crianças. A conversa não serve para discipliná-las, pois estão em uma fase de descobertas, curiosidades e experimentações. Não fazem as coisas de propósito, nem para provocar. A criança precisa de tempo e espaço para explorar as coisas, os ambientes e as relações com as outras pessoas. As atitudes contam mais que palavras nesta idade, mas a comunicação contínua é imprescindível.

## Na prática com Sophia

A partir dos 11 meses, Sophia começou a fazer birra; mostrava claramente seu descontentamento quando era contrariada. Era só lhe dizer "não" para ela começar a gritar, chorar, espernear e balançar os braços, a cabeça e as pernas. Nós não cedíamos; eu tentava distraí-la com alguma outra coisa, às vezes isso funcionava, mas quando não conseguia mudar a situação simplesmente a tirava de cena e íamos para outro lugar, na maioria das vezes voltávamos para casa. Era difícil lidar com ela quando estava brava e chorosa. Mesmo tentando explicar que aquele comportamento era ruim, não adiantava; era preciso entretê-la com outra coisa, tirá-la da situação e esperar que o nervosismo passasse.

Somente a partir de 1 ano é que a criança começa adesenvolver a capacidade de se autocontrolar e entender as consequências de seus atos, mas não espere até essa idade para colocar limites e explicar o que é adequado e o que é inadequado; já tome as atitudes citadas anteriormente – crianças sem limites quando pequenas são mais difíceis de lidar e controlar a partir dos 2 anos de idade. Aja desde o início!

Morder, beliscar, chutar, bater são comportamentos que podem aparecer por volta de 1 ano de idade. Muitas vezes a criança faz isso para brincar, chamar atenção ou por estar frustrada ou superestimulada. Mas esse comportamento não deve ser negligenciado. Afaste a criança, diga que isso machuca, que isso não deve ser feito, coloque-a no chão ou no berço (caso esteja no colo), não se envolva, não olhe para ela, nem dê risada em

**50**　Introdução Alimentar

hipótese alguma. Ensine-a a fazer carinho, ser gentil, mostre-lhe como ter essas atitudes.

Outros comportamentos que podem surgir a partir de 1 ano e meio de idade são: bater a cabeça em objetos e paredes, puxar o próprio cabelo, arranhar-se, dar tapas em si próprio, puxar a orelha e o nariz. Essas podem ser formas de chamar a atenção dos pais, tentar se acalmar, mostrar que está nervoso ou frustrado. Esses comportamentos tendem a desaparecer rapidamente desde que os pais não deem atenção exagerada aos acontecimentos. Quanto mais preocupados e mais atenção os pais derem a esses comportamentos, mais a criança os fará, pois provavelmente conseguirá o que quer agindo dessa maneira. Os pais geralmente se preocupam com a integridade física da criança, por isso dão tanta atenção a esses fatos. Não dê à criança o que ela quer para tentar protegê-la destas autoagressões, não ceda, mantenha-a em um ambiente seguro, mas mostre os limites.

Não existe fórmula infalível para tentar solucionar conflitos emocionais de uma criança; o segredo é identificar o porquê do comportamento, sua origem, e estabelecer um plano para resolver a situação, colocando-o em prática de forma consistente e constante. O seu plano pode ser apenas conviver com os novos hábitos, desde que não sejam inadequados ou façam a criança correr risco de se machucar.

Uma ideia interessante é criar em casa um cantinho para a criança relaxar, com figuras para pintar, quadros para desenhar, livros de historinha, música calma, pufe para deitar, enfim, tudo que possa entreter sem excitar. Quando você perceber que a criança está ficando agitada demais, estressada, irritada, enfim, que precisa se acalmar, isso pode funcionar. Fique com a criança, contando uma história, desenhando, pintando, usando massinha, mas, se ela preferir, deixe-a sozinha e fique apenas observando.

# 1.7 Audição e fala

Segundo a fonoaudióloga Ana Elisa Chaves Rosati, é possível detectar alterações auditivas nas crianças muito precocemente. Ao nascer, as maternidades, tanto particulares quanto públicas (para bebês que nascem em casa, o pediatra pode solicitar que o exame seja feito posteriormente), oferecem ao bebê um exame para avaliar sua capacidade auditiva – emissões otoacústicas –, conhecido como teste da orelhinha. O exame é indolor, não invasivo, e verifica a integridade da função coclear, permitindo avaliar se a criança escuta ou não. A criança pode passar ou falhar nesse teste (quando falha e ainda está no hospital, o reteste pode ser feito no dia seguinte, mas geralmente é agendado para depois de 15 dias ou um mês). Se passar e houver riscos de perda auditiva, a criança deve ser avaliada aos 6 e aos 12 meses novamente, através das emissões otoacústicas e da avaliação comportamental. Os riscos para deficiência auditiva são prematuridade, baixo peso, internação em UTI, histórico familiar, infecções congênitas, Apgar de 0-4 no primeiro minuto de vida ou de 0-6 no quinto minuto, entre outros. Caso o teste aponte alguma falha, recomenda-se a avaliação com outro exame, o Bera, que avalia as ondas cerebrais. Caso seja detectada a perda auditiva também no Bera, o bebê é encaminhado ao otorrinolaringologista e ao fonoaudiólogo para adaptação de próteses auditivas. Vale lembrar que o profissional que realiza a triagem é o fonoaudiólogo.

Os pais também podem perceber alterações na audição do seu bebê. A criança de 0 a 3 meses normalmente demonstra atenção em relação a sons e desperta com sons altos. Aos 6 meses, localiza lateralmente a fonte sonora. Se isso não ocorre, é preciso procurar auxílio profissional, como um otorrinolaringologista e um fonoaudiólogo.

Em relação à fala, é esperado que o bebê produza sons, como arrulhar, a partir dos 3 meses, balbucie em torno dos 6 meses e emita palavras isoladas com 1 ano. Aos 2 anos, a criança deve emitir frases simples, de pelo menos duas palavras. Se ela não tiver alcançado esses marcos nas fases corretas, pode ser um indício de que apresenta algum atraso. Vale lembrar que quanto mais cedo a intervenção for feita, melhor. Então, se a criança já está atrasada com 1 ano de idade, esperar até os 2 anos para procurar atendimento pode atrasar ainda mais o seu processo de desenvolvimento. Para estimular a linguagem da criança, deve-se falar de frente para ela, na mesma altura em que ela está, nomear ações e objetos dentro do contexto, cantar músicas infantis associadas a gestos simples e contar histórias. O convívio com outras crianças da mesma faixa etária ajuda muito – também por essa razão é indicado que a criança frequente uma escolinha.

## 52  Introdução Alimentar

### *Na prática com Sophia*

Desde que minha filha nasceu, eu conversava com ela o dia inteiro. Procurava olhar nos seus olhos desde bebê, falando de forma clara e pronunciando as palavras e frases no português correto. Explica-va-lhe tudo o que estava fazendo e o que iria fazer com ela. Sophia sempre prestava muita atenção nesses momentos, com olhares e gestos, demonstrava entender tudo que estava sendo dito, mesmo que não conseguisse expressar verbalmente. Ainda bebê, ela apon-tava o que queria e conseguia balbuciar algumas palavras. Era lin-do ouvir Sophia pronunciando vários sons diferentes, mesmo sem conseguirmos entender nada. Brincávamos dizendo que ela estava falando em outras línguas, que ela queria nos esnobar falando em japonês, grego e hebraico. Passei a estimulá-la a falar o que queria, além de apontar. Mesmo meses depois, maiorzinha, entendendo perfeitamente o que ela queria me dizer por meio de seus gestos, estimulava-a a expressar-se verbalmente. Procurava estimulá-la com elogios e encorajamento, sem deixá-la frustrada quando não conseguia se fazer entender.

Prestar atenção na maneira como o seu bebê se comunica é muito importante, pois várias formas de comunicação são possíveis: gestos, sons, olhares e expressões faciais. A criança que não consegue ser compreendida pode ficar frustrada, irritada ou até mesmo triste. Por isso, é importante que os pais conheçam seus filhos, para que compreendam o que eles estão tentando dizer e para lidar com suas necessidades e anseios.

Crianças não compreendidas, que têm dificuldade de expressar o que querem, podem desenvolver problemas psicológicos ou ter o desenvolvimento nessas áreas atrasado.

# 1.8 Treinando para largar as fraldas

Esta é mais uma fase da criança que requer muita atenção, acompanhamento, dedicação, paciência e presença dos pais, pois a transição da fralda descartável para o vaso sanitário é um processo que pode ser breve ou longo; assim, a constância, a paciência e a persistência são muito requisitadas.

Anos atrás, mais de 90% das crianças já sabiam usar o vaso sanitário aos 18 meses; atualmente, menos de 30% das crianças tiram as fraldas antes de 1 ano e meio. Essa nova realidade pode ser explicada pela praticidade da fralda descartável, que facilita a vida das mães e evita que o bebê se sinta molhado e incomodado. Há profissionais que afirmam que crianças que saem das fraldas antes de 3 anos de idade têm maior risco de desenvolver problemas como incontinência e infecção urinária e constipação. A seguir, relato a opinião de diferentes profissionais para que você tire suas conclusões.

## 1.8.1 O ponto de vista de Tracy Hogg

Segundo Tracy Hogg, autora do livro *A encantadora de bebês*, alguns sinais demonstram que a criança já está preparada para iniciar o treinamento de transição para o uso do vaso sanitário. Um dos mais importantes é a criança conseguir sentar sozinha de forma equilibrada, segura e confortável, o que para a maioria das crianças acontece entre os 9 meses e 1 ano. De acordo com Hogg, para começar a estimular a criança a sair das fraldas, os pais precisam conscientizá-la, dar exemplos, explicações e mostrar o que deve ser feito na privada. Fale e mostre: "A mamãe está fazendo xixi, a mamãe está no banheiro...".

Segundo Tracy Hogg, os pais devem incluir o treinamento de desfralde na rotina do bebê, estabelecendo um horário para a evacuação diária. Existem alguns momentos que são mais propícios para sentar o bebê no penico ou na privada. Caso os pais iniciem o treinamento a partir de 1 ano, a criança ainda não terá controle, nem consciência de que deve evacuar ou urinar no momento em que senta no troninho, mas o objetivo é condicionar a criança a ir ao banheiro frequentemente, mesmo que ela não faça nada. Os pais devem prestar atenção nos horários em que a criança evacua. Os bebês precisam se concentrar na hora de urinar e evacuar, por isso observe os gestos, posições e expressões que o bebê faz quando está a ponto de evacuar ou urinar ou quando está evacuando ou urinando. Para facilitar, pode-se anotar tudo em um caderninho.

A sugestão de treinamento consiste em colocar a criança no troninho várias vezes ao dia em horários estratégicos. O treinamento pode ser feito no penico ou no assento sanitário infantil colocado sobre a privada. É importante colocar um banquinho na frente da privada para que a criança apoie os pés, se sinta mais segura e consiga relaxar os músculos do ânus e da uretra. A criança nesta fase ainda não saberá subir e descer do banquinho, mas esse será um apoio importante.

A maioria das crianças urina de vinte a trinta minutos após beber algo; e seu intestino costuma funcionar no mesmo período todos os dias. A partir dessas informações e das observações feitas, o treinamento pode ser iniciado. A sugestão de rotina de Tracy Hogg é que, logo ao acordar, deve-se colocar a criança no assento sanitário. Não pergunte se quer fazer xixi ou evacuar, apenas coloque-a no assento. O objetivo não é a criança conseguir fazer algo, mas sim formar um hábito matinal. Distraia a criança, deixe-a sentada por no máximo quatro minutos, e fique com ela no banheiro – mesmo que ela não faça nada, lave suas mãos. Se o bebê fizer xixi ou cocô no vaso sanitário, faça uma festinha, elogie muito, descreva--lhe o que fez, ensine-o a se limpar (meninas sempre da frente para trás) e lave suas mãos. Coloque a fralda e dê o café da manhã. Durante todo o dia, coloque de novo a criança no assento vinte a trinta minutos depois de comer ou beber algo e antes do banho, repetindo todo o processo descrito anteriormente dia após dia.

Use palavras que ajudem a criança a associar suas funções corporais ao assento sanitário. Quando ela fizer cocô na fralda, coloque-o na privada e dê descarga. Com constância e repetições diárias, o bebê logo aprenderá o novo ritual de ir ao banheiro frequentemente para eliminar suas necessidades e desenvolverá controle sobre suas funções corporais. Algumas crianças gostam da experiência e passam a ir ao vaso sanitário por conta própria. Elas tentam brincar com a descarga, colocar as mãos na água, o que deixa algumas mães um pouco impacientes. O treinamento é algo que deve ser feito a longo prazo, e requer muita paciência e constância dos pais. Com o tempo, a criança começará a eliminar algo; quando isso ocorrer, faça festinha, com muitos elogios. Aos poucos, quando perceber que a criança está ficando seca durante o dia e fazendo suas necessidades no vaso sanitário, comece a tirar a fralda do dia. Use calcinha nas meninas e cueca nos meninos (caso aconteça algum acidente, a criança ficará incomodada por estar molhada). A urina noturna é mais difícil de ser administrada, pois a criança demora mais tempo para controlar a bexiga durante a noite. Quando a criança acordar seca por pelo menos uma semana, pode, então, ser o momento de tirar a fralda noturna. Vários acidentes podem ocorrer, mas seja constante no treinamento, não critique, nem deixe a criança molhada ou suja, mantenha-a seca durante todo o dia.

## 1.8.2 O ponto de vista do dr. Steve Hodges

Outro ponto de vista é o do dr. Steve Hodges, urologista pediátrico, especializado em problemas de ir ao banheiro, que acredita que crianças menores de 3 anos de idade não devem gerir os próprios hábitos intestinais e urinários. Os bebês precisam experimentar a micção desinibida, ou a eliminação, sem a expectativa de usar o banheiro em uma idade tão precoce.

O dr. Steve Hodges possui uma clínica – uma das poucas especializadas em disfunções miccionais, como o aparecimento súbito de xixi e cocô, infecções do trato urinário (ITU), frequência urinária e/ou incontinência urinária. Segundo ele, as crianças que mais rápida e facilmente saem das fraldas, devido ao treinamento dos pais, são as que mais desenvolvem problemas graves. Metade das crianças que ele atende sofre de disfunções miccionais, sendo que a maioria dessas crianças foi treinada a largar as fraldas antes dos 3 anos de idade.

Os sinais que mostram que a criança está pronta para começar a ir ao banheiro são:

- ◆ a criança avisa que está fazendo xixi ou cocô;
- ◆ pede para usar o banheiro;
- ◆ pode se vestir e despir-se sozinha; e
- ◆ o cocô sai na consistência de purê.

Para o dr. Steve Hodges, a maioria dos problemas miccionais está relacionada à ação de segurar o xixi ou cocô ou ambos. Isso ocorre em razão de a maioria das crianças não gostar de interromper o que está fazendo para usar o banheiro. Elas logo aprendem a segurar o cocô e o xixi, a fim de adiar a ida ao banheiro, e fazem isso várias vezes ao dia pelo tempo que for possível fazê-lo. O fato de segurar frequentemente o xixi pode, então, acarretar problemas no esfíncter, que é apertado, gerando resistência na bexiga. Quando uma criança habitualmente retarda o ato de fazer xixi, ao longo de meses e até anos, a parede da bexiga fica mais muscular e, num caso extremo, a bexiga pode ficar tão forte e irritável que se esvazia sem qualquer

**56** Introdução Alimentar

participação da criança. Já segurar frequentemente o cocô ocupa espaço no reto, no intestino, apertando os outros órgãos, inclusive a bexiga, que não consegue mais segurar tanta urina. Segurar o cocô e o xixi aumenta o risco de infecções no trato urinário, reto, bexiga, podendo chegar até os rins.

Para o dr. Hodges, apesar de algumas crianças com irmãos mais velhos insistirem em usar o penico mais cedo, elas não entendem o que isso de fato significa, fazem por imitação, por isso ele crê que, em geral, a melhor idade para largar as fraldas seja a partir de 3 anos, quando a criança já é capaz de um maior entendimento das coisas ao seu redor.

Segundo ele, as consultas médicas para crianças com constipação dobraram na última década, o que tem sido agravado pela alimentação inadequada, pobre em fibras, a que as crianças estão acostumadas. Entre as meninas, 8% tiveram pelo menos uma infecção urinária antes dos 7 anos de idade. Além disso, segundo ele, milhões de crianças fazem xixi na cama frequentemente. Ele tem inúmeros pacientes que desenvolveram a capacidade de segurar o xixi e o cocô das 7h30 às 16h30, o que acarreta problemas graves de bexiga, além de infecções recorrentes do trato urinário por causa disso.

O problema é que, uma vez que muitos pais tendem a acreditar que esses problemas intestinais e miccionais são normais, é comum não se preocuparem com essas ocorrências.

Treinar uma criança a sair das fraldas de forma precoce aumenta o risco de desenvolver problemas para usar o banheiro, principalmente se isso ocorrer no mesmo período em que ela estiver frequentando a escola pela primeira vez, pois a criança já está sendo colocada em um ambiente estranho, sem a menor familiaridade, e os pais ainda esperam que ela interrompa a professora durante a brincadeira em sala de aula para anunciar que precisa usar o banheiro ou o penico.

Para o dr. Hodges, a criança que está sendo treinada a sair das fraldas precisa de muito acompanhamento – quanto mais cedo os pais treinarem uma criança, mais ela precisará ser monitorada de perto. As crianças precisam de lembretes para usar o banheiro a cada duas horas. (E cuidadores nunca devem perguntar a uma criança se ela precisa ir ao banheiro, porque a maioria vai dizer que não. Eles devem dizer à criança quando ir ao banheiro e, se precisar, levá-las até lá.) Os pais devem prestar atenção aos hábitos intestinais e miccionais de seus filhos para perceber quando de fato eles estão totalmente seguros para gerir suas necessidades fisiológicas.

### 1.8.3 O ponto de vista de Peter L. Stavinoha

Já para Peter L. Stavinoha, Ph.D., coautor do *Stress-Free Potty Training*, os pais convivem com amigos ou sogros ou avós que insistem em palpitar sobre a idade em que uma criança deve ser treinada a sair da fralda, ou em mencionar com que idade treinaram seus próprios filhos a usar o banheiro, o que pode gerar expectativas irracionais. Há crianças que ficam prontas antes que outras para sair das fraldas, pois cada uma tem seu tempo – algo que deve ser respeitado.

Alguns pais têm expectativas muito concretas sobre como devem retirar as fraldas de seu filho, ou utilizam manuais rígidos para treiná-lo, pensando que existe uma técnica especial a ser seguida que funcionará milagrosamente – o que não é verdade. E isso muitas vezes pode gerar estresse para os pais e para o bebê, pois a criança não irá fazer suas necessidades de acordo com a agenda ou o horário estabelecido pelos pais. Para realizar o treinamento, é preciso acompanhamento e disposição diários.

Segundo Peter L. Stavinoha, deve-se individualizar o processo de treinamento, pois cada criança é diferente em termos de personalidade, temperamento e características fisiológicas. Os pais precisam perceber cuidadosa e estrategicamente quando e como agir com seu filho para ter êxito no treinamento de retirar as fraldas – isso aumentará as chances de os dois lados passarem pelo processo sem problemas nem sequelas.

### 1.8.4 O ponto de vista de Jo Frost

Para a *supernanny* Jo Frost, especialista em comportamento infantil, a bexiga não tem capacidade de exercitar controle algum até pelo menos os 18 meses. A partir dessa idade é possível começar a treinar uma criança para largar as fraldas. Segunda ela, uma dica importante é verificar a fralda do seu filho após a soneca. Se a fralda estiver seca ou quase seca ao acordar após o sono diurno, então ele está preparado para largar as fraldas; se estiver bem úmida, a insistência será em vão ou pelo menos muito trabalhosa. Jo Frost diz que, ao decidir que é o momento de começar o treinamento, os pais devem ser firmes e seguros até o final. Não podem voltar atrás e recolocar as fraldas. Por isso, é preciso avaliar bem a situação de seu filho antes de começar o treinamento para não gerar frustração e angústias desnecessárias tanto para os pais quanto para o bebê.

Em minha opinião, como mãe, o importante é estimular a criança a desenvolver novas habilidades e capacidades, sem esperar que elas aprendam ou descubram sozinhas como fazer e o que fazer. Os pais precisam perceber os sinais da criança em relação ao seu momento fisiológico, se estão preparadas ou não para sair das fraldas. É muito importante que o treinamento ocorra em um momento em que seu filho esteja fisiologicamente apto a controlar o esfíncter. Isso é variável de criança para criança, e começar antes do tempo pode gerar dificuldades associadas ao controle uretral e anal. Tem criança que pede para tirar as fraldas antes dos 2 anos, já outras crianças demoram mais tempo para estar preparadas para este momento – e isso deve ser respeitado e percebido pelos pais.

Na maioria dos casos, o processo pode ocorrer naturalmente, com supervisão, estímulo, orientação e acompanhamento dos pais. O ideal é começar na primavera-verão, quando o tempo está mais quente, para a criança poder ficar com menos roupa; além disso, esse é um momento mais propício para a criança ficar molhada de vez em quando, o que às vezes acontece no processo de retirada das fraldas. O produto final deve ser valorizado – "cocô bonito", "xixi lindo" –, para a criança não sentir nojo. Ela pode querer brincar com seu cocô e xixi no começo, por isso não reaja de modo abrupto para que ela não venha a ter nojo por causa de uma atitude impensada que você possa ter. O importante é informar à criança que o cocô e o xixi são coisas boas, importantes, mas não podem ser feitos em qualquer lugar. Nesta fase, deixe a criança brincar com argila, areia, água e massinha, pois esses são produtos socialmente aceitos com os quais a criança poderá brincar e se sujar sem causar problemas para si e para os outros.

Algumas crianças ficam tristes ao ver o cocô e o xixi irem embora pela privada, é como se estivessem perdendo algo importante que fizeram. Elas ficam orgulhosas com aquele feito (xixi e cocô), que simplesmente é mandado embora. Explique ao seu filho que logo ele fará outro cocô e xixi, que isso é feito diariamente, e que ele não está perdendo nada.

Algumas crianças maiores que demonstram problemas com o controle urinário e fecal podem ter alguma angústia, medo ou insegurança que as esteja perturbando e atrapalhando esse processo, que deve ser o mais natural possível. Quando for difícil perceber qual é o problema, o melhor é procurar a ajuda de um profissional.

## Na prática com Sophia

### Tirando a fralda

Desde pequena, deixava a Sophia entrar no banheiro para me ver fazer xixi. Explicava para ela que estava fazendo xixi na privada, fazia um barulho de xixi com a boca e deixava que ela me visse dar a descarga.

A partir de 12 meses, Sophia começou a se interessar pelo xixi, queria dar a descarga, mas não gostava de sentar no penico ou no assento sanitário infantil. Quando ela sentava no penico, eu tentava distraí-la, contava histórias, abria a torneira para fazer barulho, mas Sophia não fazia o xixi no penico. Às vezes, ela saía do penico e fazia o xixi no chão do banheiro.

Com 1 ano e 9 meses, ela ainda não se sentia confortável sentada no penico. Avisava que tinha feito xixi e às vezes avisava até que tinha feito cocô, mas sempre depois que já tinha feito. Sophia ainda não tinha controle sobre seu esfíncter.

Em alguns períodos do dia, eu a deixava de calcinha para sentir o xixi e o cocô na calça, para ela ficar incomodada, sentir o que estava fazendo. Mas mesmo assim ela ainda não pedia para fazer suas necessidades no penico, continuava me avisando só depois. Ela também não gostava de usar o assento sanitário apropriado para crianças. Eu sempre perguntava se ela queria fazer xixi ou cocô para estimulá-la a fazer no penico. Durante o dia, eu a levava até o penico e a sentava ali para ver se saía algo, mas ela ficava incomodada e levantava rápido. Resolvi então deixá-la à vontade e esperar mais um pouco até perceber algum interesse maior em tirar as fraldas. Pois Sophia, nesta fase, ainda pedia para colocar as fraldas. Como ela passou pelo processo do desmame com 2 anos e 3 meses, resolvi deixá-la à vontade, não forcei, nem iniciei um treinamento para tirar as fraldas forçado e intensivo – poderia tê-lo feito, mas optei por não fazer. De acordo com suas atitudes e respostas, achei que ela ainda não estava preparada. Resolvi esperar até que a Sophia estivesse preparada e o processo de desmame estivesse completo.

Quando Sophia começou a ir para a escolinha, ela passou a ver diariamente as outras crianças usando o assento sanitário infantil. Ficava curiosa vendo as outras crianças usando o assento, mas só se interessou de fato por sentar também após os 24 meses de idade. Ela já me avisava que estava fazendo cocô e que tinha feito xixi. Esperei o tempo esquentar, entrar na primavera, pois não quis fazer a retirada das fraldas no inverno. Quando ela estava com 2 anos e 5 meses, achei que era o momento e, num sábado de sol, conversei com ela. Disse que ela já era mocinha e que a partir de agora iria usar a fralda somente para dormir. Quando quisesse fazer xixi ou cocô era para correr até o penico. Eu ficava sempre atenta, e qualquer movimento que pudesse identificar como vontade de evacuar, eu corria com ela para o banheiro fazendo a maior festa. Às vezes ela pedia antes, às vezes ela mesma corria para o banheiro, outras vezes ela agachava onde estivesse e fazia na calcinha mesmo. Mas foram poucas as vezes que isso aconteceu. Em dois dias ela já tinha entendido tudo direitinho, e passou a fazer xixi no penico. Na escola, o processo continuou o mesmo. O cocô foi mais difícil; ela teve dificuldade de fazer no penico, pois gostava de agachar para fazer cocô. Nos primeiros dias segurou o cocô, ficou sem evacuar uns dois dias, o intestino prendeu. Só soltou quando eu a coloquei na banheira com água bem quentinha e ela evacuou lá mesmo. Foi um alívio.

Durante algumas semanas, Sophia ficou com o intestino mais preso; ela se sentia mais confortável para fazer cocô na escola. Somente após um mês mais ou menos, Sophia passou a se sentir confortável para fazer cocô em casa. Às vezes ela fazia no penico, às vezes na privada. Após uns dois meses do início do desfralde, Sophia já estava fazendo tudo na privada, já ia sozinha ao banheiro e só usava fralda para dormir. Tirei a fralda noturna perto dos 3 anos de idade. O sinal foi a fralda acordar seca por uma semana seguida. Ela fez xixi na cama algumas vezes, mas lidamos bem com essa situação, e não houve muito estresse de nossa parte por isso acontecer.

# 1.9 Vida psíquica

A criança tem vida psíquica desde a barriga da mãe. No útero, já convive frequentemente com as variações de humor, de temperatura, diferentes sons, vozes e sabores externos e internos. Desde esse período, falar com o bebê é tranquilizador e o ajuda a lidar com situações difíceis. Assim, logo nos primeiros meses de gestação, é importante que a comunicação com o bebê seja contínua, frequente, verdadeira, franca, sensível e justa.

Dizer à criança, desde seu nascimento, o que está acontecendo ou por que vai acontecer, a ajuda a lidar com conflitos, sentimentos, sensações e mudanças. Se você estiver cansada, sem paciência, explique ao seu filho que você não está muito bem, que se sente irritada, por isso pode agir de modo menos cordial do que de costume, mas que ele não é a causa, são outras coisas que a estão incomodando e irritando, ou diga apenas que você está mais sensível naquele momento.

Às vezes a criança sente algum desconforto, mas não sabe o que é nem como lidar com aquilo. Os pais devem, dentro do possível, ajudá-la a entender suas sensações dando nome a elas, confortando-a e suprindo suas necessidades. Por exemplo, se a criança estiver cansada e com sono, pegue--a no colo, dê carinho, explique para ela que está cansada, precisa descansar e ajude-a a lidar com suas frustrações e sensações. Siga sua intuição e observe para entender as necessidades e os sentimentos do seu filho.

## 1.10 Meu filho já completou 2 anos, e agora?

Perto dos 2 anos de idade, a maioria das crianças já consegue falar com certa fluência, pode manter uma conversa, expor suas opiniões, e fazer diversas perguntas. A personalidade está mais explícita, e os pais já conseguem entender melhor o jeito de seu filho. É importante, então, que os pais proporcionem um ambiente saudável, receptivo e acolhedor ao seu desenvolvimento e amadurecimento. A criança pode parecer um pequeno adulto, quer certa independência, mas os pais não podem esquecer que se trata apenas de um bebê crescido.

Há algumas situações em que os pais podem se sentir frustrados, principalmente quando os filhos não correspondem a algumas expectativas. Mesmo quando a criança falha, ou não consegue executar uma tarefa ou atividade da maneira que se esperava dela, os pais devem ser capazes de proporcionar-lhe uma experiência de sucesso, devem evitar que a criança se sinta frustrada – afinal ela ainda tem só 2 anos de idade, ou melhor, 24 meses; lembre-se do bebê crescido, que ainda está aprendendo as coisas. Não estou falando aqui que a criança não deve ser contrariada, ou que não se deve ter expectativas a respeito dela; defendo a tese de que a disciplina, a educação, o estímulo e os ensinamentos constantes são essenciais na vida de qualquer ser humano desde seus primeiros dias. Falo, sim, de momentos em que a criança não corresponde às expectativas dos pais, gerando um mal-estar geral. Por exemplo, o pai leva seu filho à praia e imagina os dois nadando, brincando na areia, porém pode acontecer de a criança mostrar-se apavorada diante do mar e não querer nem pisar na areia. Entendo que isso possa causar uma grande frustração, mas, nesse momento, cabe ao pai mudar o foco e tentar proporcionar uma experiência que seja de fato agradável ao filho. Assim, que tal levar seu filho ao parquinho mais próximo, ficar com ele no colo, comprar-lhe um sorvete? Chamá-lo de medroso, forçá-lo a entrar na água, colocá-lo na areia contra a sua vontade podem gerar uma frustração desnecessária, um sentimento de fracasso que deve ser evitado. Isso pode ocorrer principalmente no caso dos meninos, pois alguns pais acham que eles devem provar que são homens desde cedo e exigem algumas atitudes que o "bebê crescido" ainda não está preparado para corresponder.

Os pais não são super-heróis, também são passíveis de erros, falhas e frustrações, mas precisam demonstrar maior equilíbrio e estrutura emocional que as crianças. Afinal, eles já são adultos, teoricamente maduros e mais experientes. Uma sugestão aos pais é rever sempre suas expectativas, verificando se elas são realistas, se estão de acordo com a idade e o temperamento do filho que têm. Corrigir os erros, reconhecer as falhas, rever as expectativas, fazendo que elas sejam mais realistas e flexíveis, trará benefícios no relacionamento entre pais e filhos.

A criança de 2 anos já entende muito melhor as situações do que quando tinha 1 ano e meio; ela já consegue ter vontade própria, demonstrar sua personalidade, mas os pais precisam ter paciência e confiança em seu filho para deixar que ele se mostre como é, com naturalidade, e se desenvolva de maneira natural.

Como já disse anteriormente, os pais precisam estar por perto para dar a direção aos filhos, sendo guias, colocando os limites (mostrando e explicando qual o comportamento esperado e aceitável em cada situação), ensinando, proporcionando um ambiente adequado para o desenvolvimento, amadurecimento e crescimento. Tudo dentro do respeito à criança, para que ela desenvolva autorrespeito. A criança precisa ser compreendida e ouvida para aprender a compreender e ouvir; precisa sentir segurança para ter autoconfiança, e precisa receber atenção, amor e carinho para ser uma criança feliz.

Ao saírem com seus filhos, quando chegarem a algum lugar, ou quando os filhos forem fazer alguma atividade, os pais devem dizer que comportamento é esperado e adequado para a situação, exercitando o bom comportamento, orientando, instruindo e ajudando. Por exemplo, se levarem a criança ao parquinho, podem ensiná-la a esperar a sua vez para ir ao balanço, ter paciência, saber dividir os brinquedos, ser amável com os demais etc.

As crianças não são tão distraídas quanto parecem, muito pelo contrário. E compreendem muito mais do que podemos imaginar. Evitem falar de assuntos inadequados para uma criança ou perto dela, pois a tendência é que a criança absorva e aprenda pelo que vê, escuta e observa à sua volta. Não conte fatos negativos, nem fale mal de ninguém, nem de seu filho, para outras pessoas, principalmente na sua presença. Ele irá ouvir, entender, e isso poderá abatê-lo, desenvolvendo sua baixa autoestima, provocando pesadelos, agitação – o que pode prejudicar seu desenvolvimento e seus relacionamentos.

Muitas vezes a criança desenvolve um mau comportamento e começa a agir de maneira estranha sem que os pais percebam que é por causa de algo que eles próprios falaram, algum assunto inadequado foi comentado e discutido na frente da criança (divórcio, morte, coisas negativas, dívidas, brigas, desavenças, cobranças, críticas...).

Algumas crianças de 2 anos não gostam de ser beijadas, abraçadas e amassadas pelos pais, tios, avós, vizinhos etc. Normalmente elas é que preferem tomar a iniciativa. Por isso, é importante que os responsáveis pela criança não a *obriguem* a dar beijinho na titia quando ela chega para uma visita, nem a dar aquele abraço no vovô quando ele vai embora. O ideal é deixar a criança à vontade, sem cobranças nem exigências, mas sem ser mal-educada, é claro. A criança aprende pelo exemplo, por isso os pais devem abraçar, beijar, dar bom-dia, boa-tarde, dizer por favor, com licença, muito obrigado... É dessa forma que a criança irá aprender, sendo ensinada e vendo os exemplos.

A maioria das crianças com 2 anos, ou até antes disso, já sabe dizer *não* e expressar claramente quando não quer fazer algo. Elas já começam a questionar, e é importante que os pais deixem que o filho expresse seu direito de negação e questionamento referente a alguns assuntos. Há ocasiões em que é possível ser flexível e aceitar a negativa da criança. Por exemplo, a mãe planejou dar banana de lanche para a filha, mas ela se recusa a comer. A mãe insiste, mas a criança se mantém irredutível. Por que não tentar outra fruta? Por que não perguntar se a menina prefere caqui ou pera? Talvez a criança já esteja expressando suas preferências alimentares. Não é birra; é vontade, opinião própria, respeite!

Em relação à alimentação, com 2 anos de idade, algumas crianças têm seu apetite diminuído, já conseguem expressar suas preferências alimentares e perceber se a mãe fica desesperada caso elas se recusem a comer. É nessa idade que alguns pais começam a ficar desesperados e passam a forçar a criança a comer.

Recusar a comida é a maneira que algumas crianças encontram para expressar suas frustrações e seu descontentamento com os pais em relação a situações simples do dia a dia. Nesse caso, é importante que os pais mantenham a calma; a criança não vai morrer de fome, ela não tem tendências suicidas e não vai morrer de inanição. Quando estiver realmente com fome, vai comer.

Nesses casos, os pais devem evitar dar lanches e refeições fora de hora para cobrir alguma refeição que não foi feita, ou que foi malfeita. A criança deve comer comida no almoço e no jantar; caso não queira, deve esperar a próxima refeição – o lanche da tarde ou a ceia. Não ofereça lanche no lugar do almoço ou do jantar, não substitua as refeições por sanduíches, bolachas, biscoitos e salgadinhos. No exemplo dado anteriormente, a criança apenas estava expressando naquele momento sua preferência por outra fruta que não a banana, mas, se ela se negar a comer a comida porque prefere comer um lanche, nesse caso os pais precisam ser firmes para não fazer aquilo que o filho quer e deseja, pois não é certo. Se você ceder uma vez, isso pode se repetir outras vezes e se tornar um padrão alimentar.

Isso não é desrespeito à vontade da criança, pois cabe aos pais mostrar a ela aquilo que é melhor, visando à sua saúde e ao seu bem-estar. Mesmo que a criança insista, questione e expresse seus desejos, os pais não devem expor seu filho a hábitos destrutíveis e prejudiciais à sua saúde. Podem existir algumas exceções, mas não deixe que isso vire regra.

### Na prática com Sophia

Com 2 anos, Sophia já sabia dizer tudo, se expressava claramente e tinha uma dicção ótima. Ela já escolhia o sapato, as roupas e até a calcinha que queria vestir. Eu a deixava se expressar, e, caso as escolhas estivessem muito fora de propósito, eu explicava e dava duas opções viáveis para ela. Como era Sophia quem tinha escolhido a peça, ficava feliz.

> Sempre que fosse possível, viável, eu a deixava escolher tudo, oferecendo-lhe algumas opções. (Ir ao parquinho ou brincar em casa? Vestir o short ou a saia? Colocar blusa rosa ou azul? Chinelo ou tênis? Passear no shopping ou no parque? Levar a boneca ou o ursinho para brincar no parquinho? Comer biscoito ou pão? Tomar suco ou leitinho? Ir à praia ou brincar na piscina? Comer ovo ou *homus*?) Enfim, em várias situações eu a deixava ficar no controle e se sentir participante das decisões. O que me surpreendia é que ela sempre sabia o que escolher e ficava feliz com suas escolhas.

As crianças de 2 anos de idade em geral são autoritárias e mandonas, mostram-se difíceis de lidar e procuram exercer poder. Isso pode tirar os pais do sério facilmente. Caso você esteja perdendo a paciência, afaste-se por alguns segundos, respire fundo, conte até dez, acalme-se e retome o controle da situação. Quando a criança fizer algo que o tira do sério, reflita antes de reagir. Aja com consciência e paciência. Não puna com violência e raiva. Saiba que seu filho de 2 anos está aprendendo a usar as palavras para exercer poder, e isso pode se tornar um exercício prazeroso, pois a criança está explorando o mundo, se sente estimulada a descobrir até onde pode chegar. Nesse momento, colocar limites com amor, conversa, carinho, disciplina e paciência é importantíssimo.

Os adultos devem ter maior poder de raciocínio e equilíbrio que a criança – sejam um pai e uma mãe pensantes. É importante disciplinar a criança de forma consistente, coerente e equilibrada. A criança precisa compreender a razão por que está sendo disciplinada, isso a ajuda a desenvolver a consciência de seus atos. Não adianta simplesmente bater ou deixar de castigo. É preciso explicar, conversar – isso produzirá resultados a longo prazo. Bater em um filho pode desenvolver nele agressividade e frustração. Algumas crianças que apanham frequentemente podem se tornar adolescentes e jovens deprimidos, reprimidos e revoltados.

# 1.10.1 Como disciplinar seu filho de 2 anos

Para disciplinar seus filhos, primeiro os pais precisam estabelecer os limites, informar aos filhos o que podem e o que não podem fazer, devem dizer quais são os comportamentos aceitáveis e os inaceitáveis, precisa

**66** Introdução Alimentar

haver regras bem estabelecidas e claras que devem ser seguidas. Depois disso, devem criar um local para discipliná-los; quando as regras são quebradas e os limites são ultrapassados, as crianças precisam ser disciplinadas. Pode ser em um pufe, uma cadeira, um sofá ou um canto da sala ou do quarto. Quando seu filho cometer um ato de indisciplina, dê um aviso de que aquele comportamento é inaceitável e, se for repetido, você o colocará sentado por algum tempo (de acordo com a idade da criança) no local de disciplina (por exemplo, sentado no pufe). O aviso deve ser dado em tom de voz baixo, firme e calmo, para mostrar que você está descontente com aquela atitude, mas está sob controle. Dê o aviso olhando no olho da criança, cara a cara, e vá até o fim.

Caso o mau comportamento se repita, pegue a criança, sente-a no pufe, abaixe-se e, com tom de voz firme, confiante, respeitoso e calmo, olhando nos olhos dela, explique breve e claramente por que ela está ali sendo disciplinada ("Você deve ficar no pufe porque bateu no seu irmão, e isso é errado, a mamãe já avisou que você não deveria fazer isso"). Não imponha disciplina através do medo, força e autoritarismo, por isso é importante se abaixar, ficar no nível da criança e falar com um tom de voz calmo, sério e firme, sem gritar e sem se descontrolar. Explique que ela deve ficar sentada no pufe por $x$ minutos, cada minuto corresponde a 1 ano da idade da criança (uma criança de 2 anos deverá ficar sentada por dois minutos – não aumente o tempo, senão vai enfraquecer o local do castigo, o combinado precisa ser cumprido até o fim). Depois você se afasta, sem discutir, argumentar ou debater com a criança. Se a criança xingar, gritar, berrar, apenas ignore. Uma vez explicado o motivo do castigo, não precisa ser dito mais nada. Caso a criança se levante, ou saia do lugar, sente-a novamente sem falar nada, faça isso quantas vezes for necessário, não ceda nem dê atenção. Durante o processo, não negocie, não discuta, não dialogue. Tente não se exaltar e procure não agir com força e violência. Não a pegue no colo, nada de abraços e beijos neste momento. Tenha um *timer* e comece a contar os minutos a partir do momento em que a criança estiver sentada no pufe, sem se levantar. Quando der o tempo da disciplina, vá até o pufe, se abaixe, explique brevemente por que ela estava de castigo e peça para ela se desculpar. A criança precisa se desculpar, pois deve perceber que teve um mau comportamento. Se seu filho se desculpar, dê parabéns por ele cumprir o tempo de disciplina e por se desculpar, dê um beijo e um abraço nele e continuem as atividades sem relembrar o que já passou. Caso ele não se desculpe ou cometa um novo ato de indisciplina, repita a técnica quantas vezes for necessário, reiniciando a contagem do zero. Mesmo quando estiver fora de casa e seu filho cometer um ato de indisciplina, estabeleça um local para que ele fique de castigo usando as mesmas técnicas, o mesmo método usado em casa (um banquinho no supermercado, no banco da praça, no sofá da casa da vovó, no pufe do vizinho, e assim por diante).

Se os pais e todas as pessoas que cuidarem da criança forem consistentes, coerentes e firmes usando corretamente a técnica para discipliná-la, em breve os resultados aparecerão. Deve haver cooperação e união entre os pais e/ou cuidadores para seguirem a mesma linha de disciplina. Não usem palavras vazias; o que vocês falarem devem cumprir até o fim, sem desistir da disciplina. Você estará fazendo um bem enorme para seu filho ensinando a ele como se comportar e estabelecendo limites com amor e atitude. O limite saudável é aquele que procura garantir o bem-estar da criança, mostrando o que é esperado dela, qual comportamento é adequado e aceitável. Isso faz parte do processo e expressa amor. Mostre à criança que os pais sobrevivem aos ataques de ira e choro, e que isso não muda o amor e o carinho que eles têm por elas. Quando os pais levam o castigo até o fim e cumprem o que falam, os filhos passam a levá-los a sério e pensam algumas vezes antes de cometer um ato de indisciplina.

As crianças precisam perceber que as atitudes delas têm consequências boas ou ruins. Se seu filho fizer algo inadequado, errado ou comportar-se mal, outra maneira de lidar com isso é tirar os brinquedos dele, proibir o uso de eletrônicos, da TV ou do DVD. Faça que ele tenha que reconquistar suas coisas através de bom comportamento.

Por outro lado, saiba que criança é criança, por isso estabeleça limites e regras realistas e realmente importantes, que a criança consiga seguir e entender. Não tente controlar tudo; criança precisa de espaço, diversão, brincadeira, movimento, desafios e novidade. Não canse nem sufoque seu filho, ele vai explodir, cansar e querer distância de você.

Demonstrar ou sentir medo dos próprios filhos é uma porta aberta para escândalos e problemas. Alguns pais têm medo dos escândalos dos filhos, por isso evitam discipliná-los e confrontá-los. A necessidade de aceitação de alguns pais é tão grande que eles evitam corrigir e questionar seus filhos. Principalmente aqueles pais que se sentem culpados por estar longe de seus filhos o dia todo.

A criança de 2 anos de idade gosta de participar, pertencer a algum grupo, ajudar, sentir-se envolvida, e cabe aos pais interagir com o filho, envolvê-lo nas atividades e momentos do dia a dia. Se você for fazer compras com seu filho, deixe-o ajudar; se estiver guardando roupa, ensine-o a dobrá-las; se estiver passando, lavando ou cozinhando, explique a ele o que você está fazendo; enfim, faça que ele se sinta parte da sua atividade.

## 1.10.2 A chegada de um irmãozinho

Na maioria das famílias, a mãe espera um intervalo de dois anos entre as gestações. Isso faz que geralmente em torno dos 2 anos de idade a criança tenha que lidar com as transformações fisiológicas e hormonais do corpo da mãe, tenha que conviver com a chegada de um irmão, perder algum espaço, passar pelo processo de desmame total, enfim, são muitas mudanças e novidades. No caso da chegada de um irmão, é importante que os pais compartilhem com a criança a informação desde o início, expliquem a ela que a mamãe e o papai terão outro bebê; afinal será impossível esconder essa informação dele. Responda a todas as questões que seu filho tiver. Evite dar informações desnecessárias, ou mais informação do que a criança possa compreender.

O ciúme é inevitável; mesmo que a criança não o expresse claramente. O ideal é ajudar seu filho a controlar e entender esse sentimento, dar atenção, ter paciência; envolvê-lo no processo da chegada do irmãozinho ajuda bastante. É importante deixar claro que os pais sabem e entendem o que ele está sentindo, e que isso não muda seu amor por ele. Mesmo que ele até tenha vontade de fazer o irmão sumir, isso não acontecerá, nem será permitido que nenhum dano seja causado ao bebê.

O irmão mais velho pode às vezes regredir, voltar a querer a chupeta, usar fraldas e fazer xixi na cama. Tenha tolerância, paciência, seja compreensiva. Procure entender esse momento do seu filho, pois ele está tentando se encaixar na nova estrutura familiar, está querendo garantir o seu espaço na família, além da atenção de todos. Encoraje-o, dê amor, carinho e atenção para que ele sinta força e segurança para amadurecer e se desenvolver.

A criança mais velha normalmente se sente ameaçada com a chegada do irmão mais novo; é uma reação natural. Os pais precisam deixar que o filho mais velho perceba que ainda pode fazer e ter tudo o que fazia e tinha antes, assim ele ficará mais confortável com a situação e se acostumará mais facilmente com a presença do irmão mais novo. Também é preciso mostrar que os pais ainda amam o filho mais velho da mesma maneira, como antes. Com a chegada do bebê, e mesmo com seu crescimento, uma boa ideia para que fique tudo bem é estimular a interação entre os irmãos, sempre dizendo que ambos são muito importantes e especiais, sem comparações.

Caso os irmãos briguem, os pais não devem se meter, devem ignorar as disputas; deixe que eles resolvam sozinhos. Se houver violência e agressividade entre eles, mostre que isso não é aceitável e que haverá consequências (cumpra e vá até o fim). Os irmãos se amam; o que acontece é que eles não se amam o tempo todo. Evite estimular a competição e o ciúme entre os irmãos, estimule-os e trate-os da mesma maneira. As regras e a disciplina devem valer igualmente para todos os filhos, dentro da realidade da idade de cada um. Tenha expectativas realistas a respeito dos seus filhos, lembre-se da idade e do grau de entendimento de cada um. Promova união, respeito, brincadeiras em família, convívio frequente e confiança entre os irmãos.

## 1.10.3 A brincadeira como canal de comunicação

Ter tempo para brincar com seu filho é importantíssimo nesta fase. A criança passa o dia todo brincando; é através da brincadeira que ela começa a perceber a diferença entre imaginação e realidade, desenvolve a observação, criatividade, concentração, autocontrole, entre outras habilidades. Separe um período do dia para dar atenção exclusiva ao seu filho, ouça o que ele tem a dizer, brinque com ele, entre no mundo imaginário da brincadeira. Deixe um canal de comunicação aberto o dia todo com seu filho. Se tiver mais de um filho, tenha um tempo exclusivo a sós para cada um, para que a atenção seja total.

As crianças tendem a preferir os objetos de verdade, que o papai e a mamãe usam, em detrimento dos brinquedos. Quando seu filho pegar objetos da casa para brincar, desde que não seja um risco real (objetos cortantes, de vidro ou que a criança possa engolir etc.), deixe-o brincar, entre no mundo dele, explique qual é a finalidade daquele objeto. Não diga "não" para tudo; converse. Se houver um risco real, diga que ele não pode fazer o que pretende e explique de forma prática e simples por que não pode, oferecendo algo que possa ser usado para brincar.

Não force seu filho a brincar com outros amiguinhos caso ele não queira, deixe-o decidir quando e como quer compartilhar ou emprestar seus brinquedos. Com o tempo, o incentivo e o estímulo adequados, ele vai desenvolver a capacidade de dividir e emprestar seus brinquedos. Evite deixar a criança brincando até o ponto de ficar esgotada, cansada, com os nervos à flor da pele. Leve-a para tomar um banho, comer e descansar antes de chegar ao seu limite. Aproveite o convívio com outras crianças para ensinar seu filho e dividir os brinquedos. Ensine que ele deve pedir caso queira brincar com o brinquedo de outra criança, e que se ele ouvir um "não" precisa aprender a respeitar a decisão dos demais.

Evite criticar seu filho; elogie-o, estimule-o, incentive-o, seja flexível, procure compreender, raciocine, explique, converse, prepare-o para os acontecimentos do dia a dia – a criança nessa idade já adquiriu maior capacidade de raciocínio, observação e compreensão.

## 1.10.4 Relações familiares

Nessa idade, a criança percebe que existe uma relação entre o pai e a mãe, e que ela é a terceira pessoa. Normalmente, a menina tenta conquistar a atenção do pai, e o menino, a da mãe. É importante que nenhum dos pais entre em competição com os filhos, não se deve estimular tal situação. Com o tempo isso tende a ser resolvido sem maiores problemas.

Se houver algum processo de luto na família, a criança deve ser informada, e participar do processo de luto. É importante mostrar que ela não tem culpa de nada, pois ela tende a se sentir culpada. Seu filho precisa de um adulto que lhe explique o que está acontecendo, que o tranquilize e que permita que ele sofra com a família e exponha seus sentimentos de raiva, medo, tristeza, insegurança etc. Os lutos bem elaborados e processados fazem parte do crescimento, enriquecimento e amadurecimento da criança.

Em caso de separação dos pais, a criança tende a se sentir culpada e dividida. Os pais devem dizer ao filho que essa situação nada tem a ver com ele. Devem evitar brigar pela atenção e amor do filho; os dois, afinal, continuam sendo pai e mãe, o amor é o mesmo, e o filho deve saber que pode continuar contando com ambos. Não fale mal do(a) ex-companheiro(a) perto da criança ou para ela – isso gera angústia e frustração. Não critique um comportamento ou característica do seu filho que o faça lembrar-se do(a) ex-companheiro(a), pois isso fará que ele se sinta ameaçado e tenha medo de ser rejeitado. Preserve dentro do possível uma imagem positiva do(a) ex-companheiro(a), e permita e incentive a convivência da criança com todos os familiares, mesmo que separadamente. Diga-lhe: "Não vamos mais ser marido e mulher, mas vamos continuar sendo papai e mamãe".

No caso de um novo casamento, a criança começará a conviver com a madrasta, o padrasto, meios-irmãos ou os filhos vindos de outros casamentos do padrasto ou da madrasta. É importante que os adultos da casa cumpram seu papel de disciplinadores. Os novos membros da família merecem respeito. Além disso, os meios-irmãos ou os filhos de outros casamentos dos pais precisam receber a mesma criação, cumprir as mesmas regras e sofrer as mesmas consequências, sem diferenças. O casal deve conversar, estabelecer as regras e as consequências, passar isso aos filhos e cumprir a palavra até o final.

Nos casos de adoção, a verdade sempre deve ser dita. Conte uma historinha expondo a verdade desde o início. Envolva a criança com toda a família, faça que sejam criados vínculos e raízes. Dê espaço ao seu filho, deixe que ele seja ele mesmo, e não aquele bebê que você fantasiou e que queria ter tido.

Os filhos adotivos não precisam agradecer por terem sido adotados, é uma situação em que os dois lados (pais e filho) dão e recebem. Todas as orientações e sugestões descritas neste capítulo servem para as crianças adotadas – elas não precisam e não devem ser tratadas de maneira diferente em relação aos outros filhos ou irmãos. Valorize e reconheça as raízes de seu filho adotivo, não desmereça nem menospreze seu passado.

## 1.10.5 O primeiro contato com a escola

Com 2 anos, a maioria das crianças já entrou ou esta entrando na escola – esse e um período que pode ser muito difícil tanto para a criança quanto para a mãe. Principalmente para as mães que ficam em tempo integral com seus filhos, e o primeiro momento real de ruptura, de afastamento.

A criança terá experiencias fora do seio familiar, sera cuidada por outras pessoas. Nesse momento, e importante que haja confiança, por parte dos pais, na escola, na criança e nos seus cuidadores. A adaptação da criança a escola deve ser feita lentamente, seguindo o ritmo da criança; não existe um prazo-limite, uma regra a ser seguida.

As primeiras experiencias na escola devem ser agradáveis e positivas. Caso um irmãozinho esteja chegando, o ideal e colocar o irmão mais velho na escola alguns meses antes ou alguns meses depois de o bebe nascer, pois a criança pode achar que esta indo para a escola para que a mamãe se livre dela e tenha mais tempo para o novo irmão.

Quando a criança estiver na escolinha, as lições de casa vão passar a ser parte da rotina da família. E importante que os pais acompanhem a criança na lição de casa com uma atitude positiva. Elogios, estímulos positivos, acompanhamento constante e apoio para lição tem um efeito positivo sobre o aprendizado da criança.

Ajude-a a manter o foco, organizar a agenda e entregar as lições nodia e data corretos. Prepare um local calmo, uma mesa, em que a criança possa se concentrar, manter o foco na lição. Se ela se desconcentrar, perder o foco e não quiser fazer alguma lição, chame-a novamente, use de elogios, encoraje, estimule, para que ela volte a se concentrar e termine a lição. O comprometimento com a lição de casa devera se tornar um habito que a acompanhara para toda a vida, e só lhe trara benefícios, até mesmo para a organização de sua vida profissional, daqui a alguns anos.

O início da vida escolar de uma criança é um momento importante que requer cuidados e atenção. Em média, as crianças têm iniciado a vida escolar em torno dos 24 meses. Isso não é uma regra, cada mãe coloca o filho na escola de acordo com suas convicções e necessidades.

A partir dos 18 meses, a criança estará mais apta a usufruir a socialização, isto é, o convívio no grupo social da escola. Nessa fase, ela já tem maior independência verbal, motora, social e emocional para participar de experiências e se defender de possíveis adversidades, como dores, desconfortos e agressões.

Algumas mães preferem combinar a entrada na escola com a retirada das fraldas, o que geralmente ocorre aos 24 meses. Nessa época, a criança também está mais desenvolvida na sua comunicação verbal para contar o que sente e até relatar o que fez na escola. Como regra geral, quanto mais nova a criança, menos ela se beneficiará da aventura de brincar em grupo, que está na base do processo de socialização.

Para a mãe se sentir segura e para a melhor adaptação da criança, alguns pontos devem ser levados em conta. Visite a escola e avalie questões importantes antes de decidir: o ambiente, a iluminação, a ventilação, os espaços internos e externos, os itens de segurança, o tempo de brincadeira, a localização, a capacidade dos profissionais, as atividades, o horário, a filosofia educacional, a mensalidade, a merenda, a alimentação, os cuidados com as crianças (escova de dente, troca de fraldas, banho...) e o material escolar disponível. Além disso, observe o desenvolvimento verbal e motor do seu filho, o quão socializado ele está. Avalie e perceba o melhor momento para colocar seu filho na escola. Mesmo você escolhendo o melhor momento, isso não quer dizer que será fácil para a criança e para os pais. É um momento de ruptura, de separação, o que sempre é difícil e de certo modo doloroso.

Caso você queira ter mais um filho, o ideal é colocar a criança mais velha na escola antes de engravidar, ou lá pelos seis meses de gestação. Evite colocar seu filho na escola no início da gestação, pois ele pode se sentir rejeitado e substituído, afastado da mãe por causa do novo bebê que vai chegar.

Esse é um momento importante para todos, que envolve também um período que a criança ficará fora de casa, sob os cuidados de pessoas até então estranhas (professores, ajudantes, coleguinhas...).

A seguir, cito alguns cuidados que considero essenciais na escolha da escola do seu filho:

- proposta pedagógica
- alimentação oferecida
- horários de entrada e saída dos alunos
- visita de um nutricionista
- reciclagem de materiais
- horta própria
- local do lanche
- espaço para brincadeiras
- tempo para brincadeiras
- playground aberto
- playground coberto
- religião aplicada
- festividades
- feriados
- roupa, uniforme
- custo com matrícula e mensalidades

- quantidade de alunos por sala
- quantidade de professores por sala
- horário das aulas
- tempo de intervalo
- como a escola lida com atrasos
- perfil dos alunos e pais
- condição da escola para os dias de chuva e frio
- condição da escola para os dias de sol forte e dias secos
- quantidade de árvores no terreno da escola e sua conservação
- quantidade e qualidade das cadeiras da sala de aula
- quantidade e qualidade das mesas da sala de aula
- quantidade e higiene dos banheiros
- espaço para dormir
- cuidados na hora da troca de fraldas

### Na prática com Sophia

Sophia começou a ir para a escola com 1 ano e 9 meses. Achei que nesta fase ela já estava preparada para frequentar uma escolinha. Sophia sempre gostou de conviver e brincar com outras crianças. Ela era sociável, brincalhona, já demonstrava o que queria, era agitada e sabia se expressar muito bem, o que facilitava que fosse entendida. Eu, como mãe, também estava confiante em que ela se sairia bem ao iniciar mais este ciclo em sua vida.

A partir do momento em que a matriculei na escola, comecei a introduzir aos poucos a ideia de que ela iria em breve ficar um período longe de casa. Mostrava em revistas, na rua, no condomínio as escolinhas e crianças com uniforme. Falava que elas estavam indo brincar na escola e que em breve a Sophia também estaria lá.

Mesmo achando que era um bom momento para levá-la à escola, as primeiras semanas foram bastante difíceis. Na primeira semana, ela não podia ver o uniforme, logo se recusava a colocar a roupa da escola, dizia que não queria ir, ia chorando o caminho todo e chorava ainda mais alto quando eu parava o carro em frente à escola. Cheguei a pensar em esperar mais um tempo para levá-la à escola, mas com o apoio e a orientação das educadoras segui em frente.

Fiquei alguns dias lá no estabelecimento participando da adaptação de Sophia. Depois passei a ir embora assim que ela se distraía com alguma atividade – ela chorava em alguns momentos, mas precisava passar por esse processo para se adaptar. Então passei a deixá-la com a professora logo na entrada da escola. No início, Sohia começava a chorar e reclamava sempre que eu parava o carro em frente à escola, mas após algumas semanas ela começou a aceitar a ideia. Ela ia bem até a porta da escola, mas sempre reclamava e choramingava quando eu a deixava com a professora.

Um ponto importante que me deu forças para deixá-la na escola mesmo chorando foi o fato de que, sempre que eu ia buscá-la, Sophia estava feliz e brincando. Às vezes, quando eu chegava ao portão da escola, ela vinha correndo, pegava minha mão e queria me mostrar os brinquedos, os amigos, a classe... Não queria ir embora, e sim que eu ficasse ali brincando com ela.

O primeiro relatório escolar sobre a Sophia foi lindo. Fiquei maravilhada com a maneira como as professoras conseguiram compreender minha filha. Elas descreveram Sophia do jeitinho que ela era, como eu a via e a conhecia. Com profundidade, compreensão e amor. Chorei muito quando li o relatório. Tive certeza absoluta de que tomara a decisão certa sobre a escola que escolhi e sobre o momento de colocar Sophia na escola. Ela estava preparada, ou pelo menos se adaptou bem ao processo e tornou-se preparada, amadureceu, cresceu e conquistou. Foi lindo, mais uma vitória!

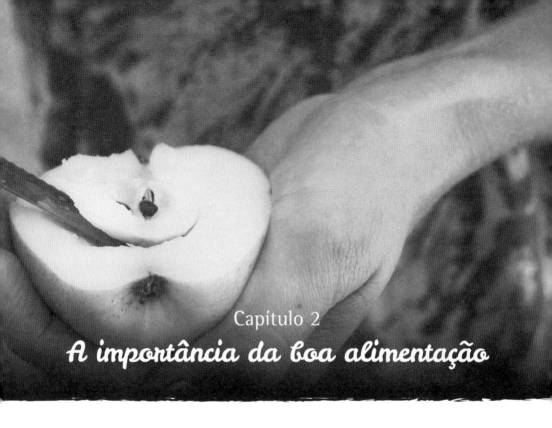

## Capítulo 2
## A importância da boa alimentação

Durante a gestação, o bebê é naturalmente nutrido através do cordão umbilical no conforto do ventre materno, caso não haja qualquer intercorrência.

Após o nascimento, a mãe é que, em geral, continua a ser responsável pela nutrição de seu filho, mas a partir desse momento é possível fazer escolhas do que oferecer a ele para que cresça saudável. Assim, seguem algumas recomendações para ajudar nessa tarefa, que às vezes parece tão difícil de ser cumprida com mais acertos do que erros desde os primeiros minutos de vida do bebê. Afinal, são muitos os desafios e as dúvidas em relação ao que oferecer (qualidade alimentar) e quanto oferecer para o bebê.

Como já falamos no meu livro *Gravidez, parto e aleitamento: recomendações de nutrição e cuidados com o bebê*, nas primeiras semanas ou até nos primeiros meses, a mamãe e o bebê estão se ajustando quanto ao fluxo de leite e o tempo e a frequência das mamadas. O Ministério da Saúde preconiza o aleitamento exclusivo e frequente nos primeiros seis meses de vida do bebê. Após esse período, deve-se introduzir novos alimentos, mantendo o leite materno como alimento complementar da dieta até os 24 meses de idade.

A partir dos 6 meses completos do bebê, a dieta líquida não é mais suficiente. É aí que começam as maiores dúvidas com relação à alimentação. O que oferecer? Como? Quanto? Quando?

Bem, é preciso começar a introduzir os alimentos sólidos. No início, eu aconselho introduzi-los em forma de purês, bem macios, progredindo sua consistência de acordo com a aceitação do bebê. Perto de 12 meses, a criança já consome uma grande variedade e quantidade de alimentos, fazendo todas as refeições do dia de forma completa, e, claro, dependendo da introdução alimentar e dos exemplos, de maneira bem saudável.

Como ensinar seu filho a se comportar na hora das refeições para que todos façam desse momento algo agradável e proveitoso, sem tanto estresse? E o que oferecer para que o bebê tenha uma alimentação variada e saudável? Como fazer que ele aceite os alimentos saudáveis ou pelo menos favoreça a aceitação? É o que veremos neste capítulo e também nos próximos sobre comportamento e introdução alimentar.

## 2.1 Alimentação balanceada

A dieta de qualquer indivíduo deve ser balanceada, em qualidade e quantidade adequadas, além de diversificada e harmônica entre os três principais macronutrientes existentes na natureza – carboidratos, gorduras e proteínas. Ingerindo a proporção equilibrada e de qualidade de cada macronutriente, eles cumprirão suas finalidades, que são a de nutrir, proporcionar o crescimento adequado, dar energia e manter o metabolismo do corpo funcionando plenamente.

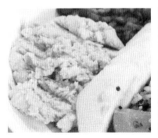 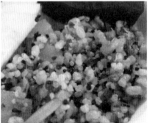 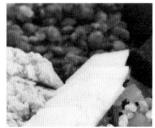

### 2.1.1 Carboidratos

Os carboidratos dão energia ao corpo para cumprir as atividades do dia a dia, fornecem energia e devem ser a base da alimentação, preenchendo de 55% a 60% das necessidades calóricas do indivíduo em todas as refeições. Dentro do grupo dos carboidratos estão os pães, biscoitos, bolachas, arroz, cereais, tubérculos, massas, frutas, verduras, mel, melado etc.

Os alimentos devem ser selecionados com sabedoria, privilegiando a qualidade; é importante variar a dieta para alcançar as necessidades de vitaminas e sais presentes, principalmente nas frutas, legumes e verduras. Os melhores pães, arrozes, massas, biscoitos, bolachas e cereais são os integrais: mais nutritivos por não terem passado por tantos processos de refinamento, têm um índice glicêmico menor, são absorvidos mais lentamente, contêm mais fibras, nutrientes e dão maior saciedade ao indivíduo, fazendo que a fome venha com intervalos maiores.

### 2.1.2. Proteínas

As proteínas fazem parte dos tecidos do corpo. Elas têm as funções de reposição de tecidos; de defesa, através dos anticorpos; agem como catalisadoras, por formar as enzimas; repõem o nitrogênio gasto pelo organismo; fazem o transporte de fluidos; e estão presentes nos músculos e na membrana celular de todas as células do corpo humano. Esse macronutriente deve estar presente em 10% a 15% dos alimentos ingeridos em nossas refeições diárias.

Nesse grupo estão as carnes, aves, peixes, ovos, castanhas, sementes, tofu, tempeh, laticínios, leguminosas, feijões etc. É importante lembrar que alimentos ricos em ferro (carnes, feijões, leguminosas...) devem ser ingeridos em quantidades adequadas, principalmente pelas gestantes, crianças em fase de crescimento e mulheres que amamentam, e, de preferência, no caso das carnes, devem ser consumidos assados, cozidos ou grelhados, evitando as frituras e os empanados.

### 2.1.3 Gorduras

As gorduras são um grupo heterogêneo, existem vários tipos diferentes. São muito importantes para o funcionamento do organismo, pois auxiliam o transporte de vitaminas lipossolúveis ou solúveis somente em gorduras (vitaminas A, E, K e D); são fonte de energia para o organismo; fazem parte da composição das membranas celulares do corpo; o tecido adiposo, formado por adipócitos, células de gordura, é formado principalmente por triacilglicerídeos e auxilia no aquecimento do corpo; protege os órgãos de traumas e quedas; e fornecer energia em situações de extrema falta de alimentação; as gorduras participam da síntese de substâncias importantes, como os hormônios – o colesterol, por exemplo, é precursor de hormônios importantes como o estrógeno e a progesterona –, a bile e a vitamina D. Por todas as suas funções, as gorduras devem preencher de 25% a 30% das necessidades calóricas diárias, mas é preciso escolher as melhores fontes de gordura que existem na natureza e ingeri-las com moderação.

Dentro do grupo das gorduras estão o colesterol, as gorduras trans, as saturadas e insaturadas (mono e poli-insaturadas). O primeiro grupo é o do colesterol – suas principais fontes são os alimentos derivados de animais, como os ovos (gema do ovo), vísceras, coração, fígado, carnes, lagosta, marisco, ostra, camarão, língua etc. O colesterol é essencial para a libido, formação dos hormônios e celular, mas, apesar de suas importantes funções, deve ser consumido com moderação. O colesterol em excesso pode aumentar o risco de problemas cardíacos, derrame, hipertensão e diabetes. O segundo grupo é o das gorduras saturadas e trans; essas são prejudiciais ao organismo. Podem ser encontradas em alta quantidade em óleos, margarina, manteiga, queijos, carnes, gema do ovo, maionese, creme de leite, laticínios e vísceras. O terceiro grupo corresponde ao das gorduras mono e poli-insaturadas. Dentre os alimentos que são fonte de gorduras mono e poli-insaturadas, encontramos aqueles que são as melhores fontes alimentares de gorduras: o abacate, a castanha-do-pará, nozes, avelã, castanha-de-caju, amêndoa, semente de chia, linhaça, gergelim e girassol, peixes de águas frias (salmão, atum, sardinha etc.), óleos vegetais e azeite. Dentro desse grupo, as gorduras mais importantes são as essenciais, os ômegas 3 e 6, que podem ser encontrados principalmente na semente e no óleo de linhaça e de chia, nos óleos vegetais e nos peixes de águas frias e profundas (sardinha, cavala, arenque, salmão, atum, truta...), e devem ser consumidos regularmente. Esses nutrientes ajudam a reduzir inflamações, têm ação antialérgica, melhoram o funcionamento do sistema nervoso central (SNC), da memória e do sistema imunológico, entre outros benefícios.

Estas são fontes importantes de gorduras, mas devem ser ingeridas com sabedoria, sem exageros, pois agregam calorias às refeições.

# 2.2 Alimentação vegetariana

É muito importante que os pais comam aquilo que eles querem que os filhos comam, portanto o exemplo deve vir de dentro de casa, com ações, e não somente com palavras. A imposição, o radicalismo e a proibição não são o melhor caminho para ensinar a criança a comer de forma saudável. Os pais devem dialogar com o filho, ensinando as questões éticas, ambientais, nutricionais e de saúde que estão envolvidas nas escolhas alimentares. Sempre oriento meus pacientes e ensinar seus filhos a alimentar-se com o que tem em casa. A criança deve ser ensinada a acompanhar os hábitos alimentares da família. Para influenciar e conduzir as escolhas alimentares de uma criança, além de dar exemplo, claro, é importante oferecer preparações saborosas, atrativas e criativas para conquistá-la pelo paladar e pelo prazer de se alimentar.

Já é amplamente reconhecido que uma dieta vegetariana e até vegana equilibrada, caso esse seja o hábito alimentar da casa, é uma opção alimentar saudável e compatível com o desenvolvimento e o crescimento esperados para o ser humano.

A base de uma dieta vegetariana são os grãos, os cereais (arroz integral, arroz branco, arroz negro, arroz *arborio*, arroz vermelho, arroz cateto, milho, trigo-sarraceno, painço, arroz selvagem, quinoa etc.) e as leguminosas (feijões, lentilha, grão-de-bico, fava, amaranto, soja, ervilha etc.), que se complementam perfeitamente no seu teor proteico e nutricional.

Fazer uma combinação diária entre os cereais e leguminosas, como o famoso arroz com feijão, por exemplo, fornece todos os aminoácidos essenciais necessários para o crescimento e o desenvolvimento de todas as células do organismo. A essa base devem ser acrescentados legumes, verduras, frutas, tubérculos (batata-doce, mandioca, mandioquinha, cará, inhame, batata etc.), castanhas e sementes (avelã, macadâmia, castanha-de-caju, castanha-do-pará, nozes, pistache, amêndoas, gergelim, linhaça, girassol, baru, chia e abóbora) e óleos essenciais (óleo de linhaça, gergelim, amêndoas, nozes, macadâmia e azeite de oliva). Assim, a nutrição vegetariana ou vegana será completa.

Na hora de preparar a dieta vegetariana, um ponto importante é a forma de preparo e a consistência dos alimentos. As leguminosas, principalmente para os bebês, devem ter sido deixadas de remolho (veja a forma de preparo no Anexo II: "Dicas culinárias e receitas") e precisam estar muito bem cozidas para ser amassadas como papinhas. Os cereais, tubérculos e legumes também precisam ser bem lavados e cozidos para depois ser amassados. Se houver necessidade no início, passe tudo em uma peneira grossa até o bebê aprender a deglutir e se acostumar com alimentos pastosos.

A introdução dos alimentos deve ser gradual, siga as orientações descritas nos capítulos sobre introdução alimentar e o Anexo I: "Recomendações de alimentos para a introdução alimentar", para que a criança conheça gradativamente os diferentes sabores. Dê atenção especial à ingestão de alimentos fontes de ferro e cálcio, como verduras e legumes verde-escuros, tofu, espinafre, brócolis, ervilha, couve, amêndoas, tahine, semente de gergelim, girassol, chia e abóbora, feijões, lentilha, repolho, algas, clorofila e castanhas.

Adotar uma alimentação vegetariana é uma opção viável e saudável para o desenvolvimento e o crescimento adequados de uma criança. É mito dizer que uma alimentação sem carnes (frango, peixe, carnes vermelhas e derivados) prejudica o crescimento da criança. Afirmo que uma dieta vegetariana equilibrada e bem planejada consegue sim suprir todas as necessidades nutricionais de uma criança, podendo trazer inúmeros benefícios para seu organismo na prevenção e no tratamento de doenças. Estudos mostram que crianças vegetarianas, na adolescência, têm menor propensão a doenças cardiovasculares e diabetes tipo 2, são mais altas e têm menos chance de ser adultos obesos.

Os vegetarianos não ingerem gordura saturada, colesterol e proteína animal; por outro lado, têm alta ingestão de carboidratos complexos, fibra alimentar, magnésio, ácido fólico, vitaminas C e E, carotenoides e outros fitoquímicos. Uma dieta vegetariana está associada a muitos benefícios de saúde por incluir mais fibra, ácido fólico, vitaminas C e E,

A importância da boa alimentação **83**

potássio e magnésio, bem como gorduras mono e poli-insaturadas, que são benéficas para o coração.

Os pais que optarem por oferecer uma dieta vegetariana aos seus filhos devem procurar orientação de um profissional nutricionista ou nutrólogo especializado em dieta vegetariana, ou que pelo menos tenha um bom conhecimento sobre o assunto. Alguns cuidados precisam ser tomados, como fazer um cardápio equilibrado com ingestão adequada de proteínas vegetais, cereais integrais, cuidar da ingestão diária de alimentos fontes de w-3, ferro e cálcio, fazendo as opções de acordo com a qualidade nutricional, e verificar a necessidade de suplementação de vitamina B12 e ferro, além das indicações de suplementação já preconizadas, como as vitaminas A e D. Fale com um *nutricionista com especialização em clínica funcional* e vegetariana para uma orientação personalizada!

Muitos indivíduos vegetarianos simplesmente param de consumir carnes e a substituem por soja. Os alimentos derivados da soja são fontes proteicas importantes, mas alguns cuidados devem ser tomados na hora de escolher o que comer, principalmente quando se trata de alimentação infantil (veja o tópico mais à frente" Cuidados na ingestão de soja", item 2.2.2).

## 2.2.1 Nutrientes

São nutrientes importantes para todos os indivíduos, inclusive para os vegetarianos e veganos:

- ◆ W-3 – é um ácido graxo (gordura) poli-insaturado essencial para o organismo. Ele tem ação anti-inflamatória no organismo, contribuindo na prevenção e tratamento de infecções e doenças cardiovasculares. Além disso, melhora consideravelmente o desenvolvimento cognitivo, modula o SNC (sistema nervoso central) e a função cerebral em bebês e crianças. É preciso ingerir diariamente os alimentos fontes para obter os benefícios do w-3, pois não o produzimos em nosso organismo. Na dieta vegetariana, as principais fontes de w-3 são as sementes e os óleos de linhaça e chia. Para bebês a partir de 6 meses, indica-se o consumo diário de uma colher de chá de óleo de linhaça ou de chia por dia misturado na comida ou oferecido como suplemento (não deve passar por processo de aquecimento); é indicado alternar os óleos. A partir de 1 ano, o consumo passa a ser de uma colher de sobremesa por dia (fale com um *nutricionista com especialização em clínica funcional* para uma orientação personalizada).

♦ Vitamina B12 – é a única encontrada somente nos alimentos de origem animal, por isso, provavelmente sua suplementação é necessária em pessoas vegetarianas. Mas não se engane quem pensa que os carnívoros não precisam fazer suplementação de B12, pois muitos deles, mesmo comendo carnes, têm carência dessa vitamina. Ela participa do metabolismo dos aminoácidos e dos ácidos nucleicos; possui uma função indispensável na formação do sangue; previne problemas cardíacos e derrame cerebral; e é necessária para uma boa manutenção do sistema nervoso (fale com um *nutricionista com especialização em clínica funcional* para uma orientação personalizada).

♦ Ferro – ele atua no transporte de oxigênio pelo sangue, por intermédio da hemoglobina existente nos glóbulos vermelhos. Está também presente em algumas enzimas que catalisam mecanismos de oxidação celular. A deficiência de ferro pode causar anemia ferropriva, levando a criança a quadros de cansaço, sonolência, fadiga excessiva, desânimo e queda de energia. O ferro pode ser adquirido através da ingestão constante e frequente de vegetais verde-escuros, castanhas, leguminosas, sementes, algas, frutas secas e melado. Se quiser potencializar seu aproveitamento, coma esses alimentos com outras fontes de vitamina C (pimentão, abacaxi, acerola, caju, laranja, limão etc.).

♦ Cálcio – ele também é essencial para o organismo. Participa da transmissão nervosa, da coagulação do sangue e da contração muscular; atua também na respiração celular, além de garantir uma boa formação e manutenção de ossos e dentes. É um dos elementos mais abundantes no corpo humano. Sua deficiência na corrente sanguínea (por má alimentação, questões hormonais ou outros motivos) leva o corpo a retirar cálcio dos ossos. Podendo levar o indivíduo à osteopenia e à osteoporose, em que os ossos se deterioram e há um aumento no risco de fraturas, especialmente nos ossos mais porosos. Sua deficiência também pode causar agitação, unhas quebradiças, propensão a cáries, depressão, hipertensão, insônia, irritabilidade, dormência no corpo e palpitações. As fontes vegetais de cálcio são o tahine, o gergelim, leguminosas (lentilha, grão-de-bico, feijões etc.), vegetais crucíferos (couve-flor, brócolis, repolho, couve etc.), castanhas, sementes, amêndoas, vegetais verde-escuros, algas e frutas secas.

## 2.2.2 Cuidados na ingestão de soja

A soja é uma leguminosa rica em minerais, como ferro, potássio, fósforo, cálcio, vitaminas do complexo B e isoflavonas. A isoflavona é um composto da soja também chamado de fitoestrógeno, que atua na prevenção de doenças crônicas e degenerativas, como o câncer de mama, de cólon de útero e de próstata. Sua estrutura química é semelhante ao estrógeno (hormônio feminino), por isso é uma substância capaz de aliviar os efeitos da menopausa e da tensão pré-menstrual. As propriedades estrogênicas também ajudam a reduzir outro problema causado pela deficiência hormonal: a osteoporose, a perda de massa óssea que tende a ocorrer com a idade. Além disso, tem ação antioxidante e atua na regulação da secreção insulínica.

No caso de crianças pequenas do sexo masculino, o consumo frequente de soja de qualquer forma é contraindicado, pelo fato de a soja ser um fitoestrógeno. O estrógeno é o hormônio responsável pelas características femininas do corpo, e o consumo frequente de soja diminui a testosterona, o hormônio responsável pelas características masculinas do organismo. Por isso, mamães, evitem dar soja frequentemente para seus filhos homens!

A soja possui algumas substâncias que até pouco tempo eram vistas apenas como fatores antinutricionais (fitatos), ou seja, que poderiam provocar efeitos fisiológicos adversos ou diminuir a biodisponibilidade de certos nutrientes. Porém, recentemente, estudos internacionais a respeito dessas substâncias têm mostrado que essas moléculas podem agir também de forma benéfica para o organismo. Os fitatos, conhecidos também como ácido fítico, são compostos químicos utilizados pelas plantas para armazenar o mineral fósforo no interior de suas células. Eles podem atuar como potentes agentes antioxidantes (prevenindo a oxidação ou envelhecimento das células), cumprindo assim uma função importante na redução dos riscos de inúmeras doenças crônicas e degenerativas, como alguns tipos de câncer e artrites.

Alguns problemas de saúde podem surgir devido à ingestão constante, frequente e maciça de soja e derivados. A soja, sem uma fermentação e coagulação adequadas, possui macromoléculas proteicas de difícil digestão, que podem acionar o sistema imunológico, gerar problemas inflamatórios e causar desconfortos como a produção de gases, inchaço e diarreia, além de eczemas, dores de cabeça, dermatite, herpes, obesidade e problemas da tireoide. A soja é um alimento amplamente consumido na cultura oriental, principalmente no Japão. Porém, vale lembrar que o seu consumo naquele país se dá basicamente na sua forma fermentada e/ou coagulada, em que o alimento será mais facilmente digerido e mais bem aproveitado.

Outra questão abordada sobre a soja é a sua possível atuação inibindo a ação da tripsina, o que dificultaria a digestão proteica. Mas, nesse caso, a cocção da soja por dois minutos, a uma temperatura de 77°C a 90°C, pode inativar até 90% da tripsina presente na soja.

A soja não fermentada ou não coagulada é um alimento potencialmente alergênico, por isso prefira alimentos feitos à base de soja orgânica fermentada ou coagulada, em que as proteínas estão parcialmente digeridas e quebradas. A melhor maneira de consumir soja é através do missô, do tempeh (soja fermentada), do tofu (queijo de soja coagulada) orgânico e do shoyu sem glutamato monossódico.

As recomendações sobre o melhor momento para introduzir a soja na dieta de uma criança devem ser seguidas (veja os capítulos sobre introdução alimentar, posteriormente), e, caso a criança não tenha desconforto algum, pode consumir de forma rotativa a soja orgânica fermentada ou coagulada. Ofereça à criança apenas soja orgânica; evite dar alimentos transgênicos. A Sociedade Brasileira de Pediatria (SBP) não recomenda a oferta de leite de soja a crianças com menos de 12 meses; em caso de pais alérgicos, não se deve oferecer leite de soja a crianças com menos de 24 meses.

## 2.2.3 Por que optar por não oferecer proteína animal a uma criança?

Além de todas as questões ambientais e éticas, que não irei abordar neste livro, não comer alimentos derivados de animais é um dos melhores e mais simples meios para evitar a ingestão excessiva de gorduras saturadas e colesterol. Ingerir gordura animal e proteína em excesso aumenta as chances de o indivíduo ser obeso no futuro, ter problemas cardíacos, ácido úrico e colesterol elevado, hipertensão e diabetes tipo 2 ou até desenvolver algum tipo de câncer, como o de intestino.

O organismo humano necessita em média de cinquenta gramas de proteína por dia, ou 10% a 15% de proteína dentro da alimentação diária. Mesmo que alguém tente não digerir essa quantidade de proteínas diariamente, o simples fato de um brasileiro comer feijão com arroz com frequência já fornece quase todos os cinquenta gramas de proteínas necessários para o dia. Ingerir proteínas em excesso sobrecarrega os rins e o fígado, podendo a levar a problemas renais e hepáticos graves; além disso, o excesso de proteínas também pode ser armazenado como tecido adiposo (gordura).

As pessoas que ingerem alimentos de origem animal geralmente comem proteína em excesso, o que, alongo prazo, provavelmente trará problemas de saúde.

Em relação à absorção de ferro, uma dúvida constante quando se elimina a carne da alimentação diária é se, com a ingestão diária adequada de vitamina C, o corpo do ser humano absorve ferro suficiente de uma dieta à base de vegetais. Christopher Scott Corniola, MPH, MA, responsável pelo setor de epidemiologia e saúde pública da grande Los Angeles, Califórnia, nos Estados Unidos (do Department of Health Services, Public Health, Metropolitan Service Planning Area), tem acesso a muitas pesquisas atuais e até mesmo a resultados científicos que provam, cada dia mais, os benefícios trazidos por uma dieta vegetariana. Quando vegetarianos doam sangue, os resultados obtidos nos testes sanguíneos mostram um nível normal de hemoglobina e ferro. A incidência de anemia não é maior em pessoas vegetarianas, e a suplementação de ferro é preconizada à grande maioria das crianças a partir do início do desmame até pelo menos 2 anos de idade. Faça exames e consulte um *nutricionista*

**88** Introdução Alimentar

*com especialização em clínica funcional* anualmente para avaliar a saúde e a necessidade de suplementação.

Além dessas questões nutricionais, existem outros pontos importantes a ser considerados:

- ♦ As carnes vermelhas e seus derivados, os frangos e os ovos de granja contêm resíduos de antibióticos, hormônios e toxinas produzidos por estresse, além de pesticidas que ficaram concentrados em sua alimentação.

- ♦ A Organização Mundial de Saúde (OMS) recomenda uma alimentação com pouca gordura saturada, açúcar e sal e com muita fibra, frutas, vegetais e grãos. Isso é muito similar à base da alimentação vegetariana.

- ♦ A maioria das intoxicações alimentares deve-se a produtos animais infectados com coliformes fecais, salmonela e bactérias.

- ♦ São adicionados aos produtos de origem animal diversos tipos de conservantes e químicos, em particular nitritos e nitratos, reconhecidamente cancerígenos. Ironicamente, esses produtos são utilizados para conferir à carne um aspecto mais saudável e avermelhado.

- ♦ As carnes possuem grande quantidade de toxinas (adrenalina, adrenocromo, adrenolutina) liberadas durante o sofrimento e a angústia do abate, bem como a cadaverina, formada após a morte do animal.

- ♦ As carnes apresentam grande quantidade de resíduos de pesticidas, usados em forragens ou no combate a carrapatos, bem como de antibióticos e hormônios ministrados aos animais.

- ♦ As carnes têm a possibilidade de transmitir numerosas doenças graves: teníase, cisticercose, tularemia, salmonelose, shigelose, botulismo, síndrome urêmica hemolítica.

- ♦ A ingestão de carnes pode elevar o ácido úrico no organismo, favorecendo a instalação de moléstias degenerativas, como o reumatismo.

- ♦ Os produtos animais, por conter uma quantidade muito pequena de fibras alimentares, favorece o aparecimento de obstipação intestinal (prisão de ventre).

- Uma dieta vegetariana reduz o risco de doenças crônicas e degenerativas, como cardiopatias, câncer, diabetes, obesidade, osteoporose, doenças de vesícula biliar e hipertensão.

Muitas pessoas se dizem vegetarianas, mas continuam comendo peixes e frutos do mar. Atualmente tem-se encontrado nos peixes e frutos do mar uma grande quantidade de metais pesados (mercúrio, cádmio e zinco), além de outros poluentes. Esses podem causar diversos danos à saúde, como disfunções cerebrais, hepáticas e coronarianas, infertilidade, abortos e anomalias fetais. Por isso, os peixes e frutos do mar deixaram de ser alimentos seguros e saudáveis; devido à sua grande contaminação, ao escolher esses alimentos é muito importante saber a procedência e escolher apenas os de alta qualidade nutricional. Quanto maior e mais gorduroso for o peixe, mais contaminado ele poderá estar, pois os metais pesados e poluentes ficam armazenados nos tecidos gordurosos e músculos dos peixes. Além disso, quando um peixe maior se alimenta de um menor ou de outros frutos do mar, ele ingere os contaminantes que já estavam armazenados no corpo do peixe menor ou dos frutos do mar, podendo aumentar potencialmente sua contaminação. Outra questão importante é que, devido à alta demanda de peixes e frutos do mar, eles estão sendo caçados em escala industrial. A fauna e a flora marítimas estão sendo destruídas, e muitas espécies estão desaparecendo.

Caso você queira introduzir algumas proteínas de origem animal na alimentação de seu filho, sugiro as seguintes opções:

- Os frangos e ovos realmente caipiras, que são criados soltos (que não ficam confinados), não tomam antibióticos nem hormônios e não se alimentam de ração – confesso que são muito difíceis de ser encontrados.
- Muçarela de búfala, queijo de cabra e queijo de ovelha são os laticínios menos prejudiciais, pois suas moléculas proteicas são menores e mais similares às presentes no leite materno. Por isso, teoricamente, têm menor potencial alergênico e são de mais fácil digestão.
- Peixes pequenos, de águas profundas, frescos, nativos da região, e não criados em cativeiro nem alimentados com ração.

- Teoricamente, a manteiga não causaria os mesmos problemas dos outros derivados do leite de vaca, por ser composta basicamente de gordura, tendo em sua composição ácido butírico, que ajuda a prevenir o crescimento de fungos e cândida. Mas, devido a seu alto teor de gordura saturada, deve ser consumida com moderação. Pessoas e crianças com problemas hepáticos, cardiovasculares, com colesterol elevado e obesidade devem evitar a manteiga. Converse com seu nutricionista sobre a possibilidade do consumo rotativo de manteiga e quando deve ser feita a introdução desse alimento. Uma dica interessante é o consumo rotativo de *ghee*, uma manteiga clarificada, que já pode ser encontrada em algumas casas e lojas de produtos naturais. Essa manteiga é considerada mais pura, pois passa por um processo de "purificação" através do qual algumas toxinas são extraídas.

## Atenção

Independentemente de oferecer alimentos de origem animal ou não para seu filho, fique atenta às orientações sobre a introdução alimentar e quais alimentos não devem ser introduzidos nos primeiros 24 meses de vida. Procure introduzir cada alimento no momento indicado (apropriado para a idade da criança) para diminuir as chances de seu filho desenvolver alguma alergia ou intolerância alimentar. Veja os capítulos sobre introdução alimentar.

Em relação ao leite de vaca e seus derivados, eles contêm fatores imunológicos de ótima qualidade, mas não são indicados para o ser humano, e sim para o bezerro. A maioria dos fatores só funciona para a mesma espécie animal, e, ainda que alguns desses fatores pudessem ser benéficos para nós, em sua maioria eles são destruídos na armazenagem, processamento e fervura do leite.

O que mais diferencia o leite de vaca do materno é a sua composição proteica, pois o leite de vaca possui grandes moléculas de proteínas (beta-lactoglobulina, por exemplo), que não são digeridas pelo organismo humano, além de apresentar um desequilíbrio de minerais em sua composição.

No leite humano, 80% do conteúdo proteico é de lactoalbumina. No leite de vaca, essa mesma proporção é de caseína. O fato de o leite humano ter menos caseína faz que ele promova a formação de coalho gástrico mais leve, de mais fácil digestão e com reduzido tempo de esvaziamento gástrico. Além disso, o leite bovino contém a beta-lactoglobulina, uma proteína que não existe no leite humano e é extremamente alergênica para as pessoas, principalmente porque nós não temos enzimas capazes de digerir essa proteína. Diversos estudos já demonstraram existirem mais de 25 frações proteicas alergênicas no leite de vaca.

A maior parte das alergias alimentares é tardia e mediada por IgG (anticorpo), podendo desencadear sintomas de duas horas a três dias após o contato com os alérgenos, sendo, portanto, de difícil diagnóstico. Entre os alimentos mais alergênicos, o leite de vaca, os laticínios, a soja, os frutos do mar, o amendoim e o glúten são os mais frequentes. A maior relação dos derivados de leite com as alergias tardias deve-se ao fato de o organismo não digerir adequadamente a beta-lactoglobulina. Além disso, a caseína, a alfalactoalbumina e a lactoglobulina também são extremamente indigestas.

As proteínas alergênicas dos laticínios podem provocar inflamação na mucosa intestinal, causando alterações na permeabilidade da membrana, facilitando a passagem de macromoléculas indesejadas e metais tóxicos, além de dificultar a absorção de nutrientes, gerando a síndrome da má absorção. A mucosa intestinal é responsável pela produção de serotonina (que causa a sensação de bem-estar), de hormônios e enzimas digestivas; assim, a sua alteração prejudica as funções executadas por essas substâncias que seriam produzidas e liberadas na circulação e exerceriam sua ação no organismo.

Além disso, moléculas indesejadas que conseguem atravessar a mucosa intestinal alterada podem provocar uma reação do organismo no sentido de combatê-las, pois podem ser entendidas como antígenos alimentares (substâncias estranhas ao organismo), devendo ser eliminadas. Nesses casos, o sistema imunológico é acionado, produz substâncias quimicamente ativas, agregação plaquetária e substâncias pró-inflamatórias. Todas essas reações em conjunto podem desencadear sintomas e inflamações em diversos órgãos e tecidos, até problemas autoimunes, criando a possibilidade de manifestações por meio de alterações físicas, químicas, mentais e/ou emocionais.

Diversos estudos comprovaram a relação direta entre alergias tardias, problemas de otite, dermatite, rinite, sinusite, bronquite asmática, amigdalite, obesidade, aumento da resistência à insulina, aumento na formação de muco, gastrite, enterocolite, esofagite, refluxo, obstipação intestinal, enurese, enxaqueca, fadigas inexplicáveis, artrite reumatoide, falta de concentração, transtorno de ansiedade e hiperatividade (TDAH), dislexia, e até mesmo depressão e o consumo frequente de leite de vaca e derivados.

O processo alérgico tardio não se manifesta somente pela presença da substância alergênica, mas sim pelo consumo regular e frequente de alimentos que contenham em sua composição essas substâncias, antígenos alimentares e moléculas, geralmente macromoléculas proteicas. O consumo frequente e contínuo pode gerar processos que favoreçam o desencadeamento de diversos sintomas, doenças e alergias.

Além do mais, o leite de vaca possui três vezes mais proteína que o leite humano. A sua ingestão leva à acidez do pH sanguíneo e à sobrecarga dos rins e, ao contrário do que se imagina, leva ao aumento da excreção urinária de cálcio. No leite de vaca, existe um desequilíbrio entre os minerais necessários para uma adequada utilização do cálcio pelo organismo, prejudicando sua biodisponibilidade. O maior problema do alto consumo de cálcio, sem o equilíbrio com os demais nutrientes, principalmente o magnésio, é a possibilidade de aparecerem microcalcificações a partir do cálcio circulante que não conseguiu fixar-se no osso, o que pode levar ao desenvolvimento de artrite, bursite, cálculos, nódulos e esporão. Os queijos concentram ainda mais as proteínas alergênicas e o cálcio, em detrimento do magnésio, por isso seu potencial alergênico também é altíssimo. No sangue, o consumo exagerado de proteínas animais, gorduras saturadas, trans e colesterol, açúcares, leites e derivados mantém o pH acidificado, dificultando a ação e a utilização dos minerais, inclusive do cálcio, ao mesmo tempo que aumenta sua excreção renal e urinária.

A maior parte dos alimentos vegetais, que são boas fontes de cálcio, tem esse mineral em uma proporção parecida com a encontrada no leite humano e uma sinergia com os demais nutrientes necessários para a biodisponibilidade dos seus minerais. A fermentação de legumes, verduras e frutas (por boas bactérias e comensais) mantém um pH intestinal alcalino, prejudicando o desenvolvimento de "más" bactérias e favorecendo a absorção do cálcio e dos outros minerais necessários para um bom funcionamento orgânico, favorecendo inclusive a manutenção da massa óssea. No sangue, o metabolismo de legumes, verduras e frutas mantém o pH levemente alcalino, ideal para que as reações orgânicas aconteçam, favorecendo a biodisponibilidade do cálcio e, consequentemente, sua fixação nos ossos, já que não precisa ser usado como tampão dos íons ácidos vindos da dieta.

O pH normal do sangue varia entre 7,3 e 7,4, levemente alcalino. É nessa faixa que as funções orgânicas podem ter um desempenho "ótimo". Pelo processamento que os alimentos sofrem durante a digestão, podem gerar substâncias alcalinizantes ou acidificantes. São alcalinizantes as frutas, os legumes e as verduras, em sua maioria. São acidificantes o leite, o açúcar, as carnes, a cafeína, as gorduras, o álcool e aditivos químicos contidos em alimentos industrializados. Se o pH sanguíneo estiver ácido, precisará ocorrer uma adaptação do organismo para que haja um equilíbrio. Além de gerar um estresse, ocorrerá uma maior excreção urinária de cálcio.

Para a boa ingestão e aproveitamento do cálcio, é importante a ingestão de suas boas fontes e de todos os nutrientes que agem em conjunto com ele. Além disso, deve-se evitar a ingestão de cafeína, álcool, aditivos químicos, açúcar, proteína, gordura, fitatos, oxalatos e sal em excesso, que diminuem a absorção do cálcio e também aumentam a sua excreção urinária e fecal.

Outra questão a ser abordada é o fato de que a própria qualidade do leite de animais tem sofrido modificações com a necessidade de utilizar recursos pró-produtividade, como hormônios (hormônio de crescimento bovino), antibióticos (tratamento de mastites), pasteurização, manutenção de bactérias resistentes aos antibióticos, bactérias mortas, metabólitos dos medicamentos etc. Com certeza, o contato do organismo humano com essas substâncias através do leite e derivados pode contribuir para o aumento do risco de desenvolvimento de diversas doenças, alergias e incômodos. Esse contato se dá pelo consumo do leite em si e pela ingestão de seus derivados, tanto de forma isolada quanto em diversas preparações.

A seguir, cito alguns alimentos que podem substituir o leite e seus derivados em preparações culinárias:

- Água, sucos naturais, vitaminas, água de coco, bebida de arroz, aveia, castanhas e sementes, se possível acrescidos de cálcio.
- Queijo tofu – soja coagulada.
- Tempeh – soja fermentada.

Para manter a ingestão de cálcio adequada, ingerir os seguintes alimentos ricos em cálcio:

- Gergelim, tahine, folhas verde-escuras, sementes de girassol, abóbora, linhaça e chia, feijões, amêndoas, grão-de-bico, lentilha, algas, couve, couve-flor, brócolis e repolho.

## Diferença entre alergia tardia e alergia imediata

Cada organismo, mesmo o dos bebês, já nasce com sua individualidade bioquímica, tolerância imunológica e programação metabólica, por isso cada criança reage de maneira diferente aos estímulos externos e alimentos ingeridos.

O organismo humano pode reagir diante da ingestão de antígenos alimentares, alimentos contaminados com substâncias tóxicas, agrotóxicos, bactérias, fungos ou vírus. Podem também reagir à ingestão de alimentos convencionais usuais da alimentação humana, como leite e derivados, trigo, ovos, milho, soja, castanhas, amendoim, peixes e frutos do mar.

As reações aos alimentos podem ser interpretadas como alergia imediata ou tardia (hipersensibilidade alimentar).

A alergia tardia pode ocorrer mesmo sem predisposição genética. Há fatores que podem predispor uma criança a ter alergias tardias, como: contato com antígenos alimentares (proteínas e macromoléculas de difícil digestão), ingestão frequente de alimentos com alto potencial alergênico, desequilíbrio intestinal, síndrome fúngica e carência de nutrientes, competência do sistema imune, tolerância imunológica entre outros.

As alergias tardias são reações mediadas pelo sistema imunológico, IgG, IgM e sistema do complemento. As macromoléculas proteicas provindas da alimentação são os antígenos mais atuantes. Se ao ser ingeridos eles são absorvidos, passam pela parede do intestino e caem na corrente sanguínea, não são reconhecidos como nutrientes e ativam o sistema imune. Esse reconhece a molécula como um corpo estranho e, a partir daí, podem ser desencadeadas diversas reações alérgicas, atingindo os diferentes sistemas e órgãos, tudo vai depender da sensibilidade de cada criança. O glúten, molécula proteica encontrada no trigo, as proteínas da soja, oleaginosas, frutos do mar, peixes, leite e derivados, por exemplo, são alimentos com alto potencial alergênico e podem causar alergias alimentares no bebê. O consumo frequente e contínuo destes alimentos pode levar a alergias tardias, desenvolvendo-se daí o processo inflamatório e podendo levar ao desenvolvimento de doenças e sensibilidades.

A resposta por IgG é tardia e difícil de ser reconhecida, pois pode aparecer até 48 horas ou mais após a ingestão do alimento. Nesse caso, tem-se percebido na prática queixas como rinite, bronquite, otite, asma, artrite, dores articulares, insônia, mau humor, constipação, ansiedade, depressão, síndrome do pânico, entre outras; elas podem estar associadas à ingestão frequente e contínua de alimentos alergênicos, que podem estar presentes na rotina alimentar da criança. Quando esses alimentos são retirados do cardápio, os sintomas tendem a desaparecer.

As alergias imediatas são mediadas por IgE e têm predisposição genética, e tendem a ser mais rápidas – em duas horas ou menos depois do contato com o alimento, as primeiras reações alérgicas são facilmente percebidas, como erupções cutâneas, choque anafilático, edema de glote, coceiras, prurido nasal, entre outras manifestações incômodas. Geralmente as alergias a amendoim e clara de ovos também são mediadas por IgE.

Existem aditivos que estão diretamente relacionados a algumas reações adversas do organismo, como: corantes, sulfitos, glutamato monossódico e antioxidantes industriais. Esses compostos estão presentes em iogurtes, bolachas, biscoitos, sopas e sucos prontos, molhos, caldos e temperos prontos, algumas comidas congeladas, refrigerante, sorvetes, chocolates, pós e misturas prontas, gelatinas, leites aromatizados, embutidos, enlatados, salgadinhos, patês prontos, margarinas, creme vegetal, entre outros. Evite oferecer esses alimentos ao seu filho.

## 2.3 Desenvolvendo bons hábitos alimentares e prevenindo doenças e alergias alimentares

Como já abordei em meu livro *Gravidez, parto e aleitamento: recomendações de nutrição e cuidados com o bebê*, a alimentação da mulher durante a gestação e o aleitamento é de extrema importância para a qualidade de vida do futuro adulto que está sendo gerado.

A má nutrição do feto em diversos estágios da gestação pode trazer consequências não apenas ao desenvolvimento nos primeiros anos de vida, mas também por toda a vida. A nutrição inadequada do feto enquanto é gerado predispõe o organismo do bebê a doenças crônicas não transmissíveis, como diabetes, obesidade, doenças cardiovasculares e câncer ao longo da vida. Isso ocorre devido à programação metabólica ou *imprinting* metabólico (fenômeno através do qual uma experiência nutricional precoce, atuando durante um período crítico e específico do desenvolvimento – como na gestação –, pode causar um efeito duradouro e persistente ao longo da vida do indivíduo, predispondo-o a doenças).

Tanto a alimentação com predomínio de açúcares simples, gorduras trans, saturadas, metais pesados, compostos tóxicos e químicos, agrotóxicos, alimentos alergênicos e sal, na fase pré-natal, quanto a nutrição insuficiente, prejudicam a programação metabólica, são agressões estáveis e constantes.

A programação metabólica tem estreita relação com a qualidade da nutrição da mãe durante a gestação. O ambiente nutricional das células da mãe influenciará diretamente a saúde do bebê ao longo de sua formação e vida. Enquanto o bebê é formado, o DNA celular é continuamente replicado e, para que esse processo ocorra adequadamente, o organismo depende da presença de substâncias do grupo metil. Essas substâncias são encontradas nos alimentos. Caso faltem ou sobrem grupos metil, mutações epigenéticas (alterações estáveis na expressão gênica ao longo das divisões celulares, sem mutações na sequência do DNA) podem ocorrer. Para que as sequências de DNA sejam replicadas corretamente, portanto, é essencial uma quantidade adequada de grupo metil, através de alimentação correta e de qualidade.

Os principais nutrientes e substâncias alimentares doadores de grupo metil são: o ácido fólico, presente em vegetais verde-escuros; a vitamina

B6, em carnes e cereais integrais; a colina, presente na gema do ovo e na soja; a cobalamina, presente em carnes e ovos; os polifenóis, presentes em frutas e hortaliças; a metionina, presente no amaranto e na quinoa; o selênio, presente nas castanhas; a vitamina A, presente em vegetais verde-escuros; o betacaroteno, em vegetais amarelos, alaranjados e verde--escuros; e o zinco, presente em castanhas e cereais integrais.

Tanto os fatores hereditários quanto os fatores ambientais influem na programação celular da criança, tornando-a mais propensa ou não ao desenvolvimento de doenças. Fatores ambientais, agressões externas estáveis e constantes podem afetar, ativar os genes envolvidos com doenças. Isso não altera o DNA, mas pode tornar o organismo propenso a doenças. Por isso, é muito importante não expor a criança, principalmente no primeiro ano de vida, aos alimentos alergênicos – esses são contraindicados (veja os capítulos sobre introdução alimentar mais adequados à idade da criança). A introdução alimentar é um período muito importante e delicado – tudo deve ser feito com muito cuidado, planejamento e atenção.

Para termos saúde desde o princípio da vida, dependemos de uma alimentação saudável e equilibrada: a falta de nutrientes (vitaminas e minerais em quantidades adequadas) influi na saúde desde o nascimento. A qualidade alimentar é importantíssima, podendo silenciar ou expressar genes-chaves para a regulação do metabolismo.

Para diminuir as chances de a criança desenvolver alergias e sensibilidades alimentares, deve-se evitar ou diminuir o tempo de exposição do organismo da criança aos alimentos alergênicos, aos antígenos alimentares, por meio do cuidado com a ingestão alimentar da mãe (durante a gestação e aleitamento) e com a introdução alimentar do bebê.

Bebês de mães alérgicas são mais propensos a desenvolver sintomas alérgicos nos primeiros meses ou até nos primeiros anos de vida. Já bebês de mães não alérgicas têm maior tolerância imunológica em relação aos alimentos alergênicos e antígenos alimentares. Isso porque o organismo de mães não alérgicas contém imunoglobulinas em maior quantidade, mais fáceis de atravessar a placenta, isso protege o feto das frações proteicas alergênicas.

Bebês em aleitamento, frequente, exclusivo ou como complemento alimentar, têm menor propensão a desenvolver alergias alimentares. O leite materno colabora para a colonização benéfica da flora intestinal, melhora o sistema imunológico do bebê, contribui para a prevenção de doenças cardiovasculares, diabetes, excesso de peso, hipertensão, entre outros benefícios.

Tudo o que uma mãe quer é desenvolver bons hábitos alimentares nos filhos, evitar que eles fiquem doentes e/ou alérgicos. O instinto materno sempre procura poupar os filhos dos problemas e das dificuldades da vida, principalmente quando falamos em saúde. Uma das questões mais assustadoras dos tempos modernos é que as doenças crônicas não transmissíveis têm sido cada vez mais frequentes entre as crianças (diabetes, hipertensão, cardiopatias, dislipidemias etc.). Há crianças com 2 anos com colesterol alto, hipertensão arterial, diabetes, entre outras doenças.

Hoje em dia, já se sabe que os processos inflamatórios crônicos de baixa intensidade têm relação direta com o desenvolvimento dessas doenças crônicas não transmissíveis. Isso porque os processos inflamatórios levam a carências nutricionais e desequilíbrios orgânicos, podendo agir como gatilhos na ativação de genes que levam ao desenvolvimento de doenças.

Cada indivíduo nasce com uma programação metabólica, uma tolerância imunológica individual e uma genética própria. As crianças podem nascer com algumas sensibilidades e tendências para o desenvolvimento de doenças diversas. Mas essas doenças muitas vezes só irão se desenvolver se o meio (má alimentação, desequilíbrio intestinal – disbiose, que é desequilíbrio da flora intestinal –, aumento da permeabilidade intestinal, sistema imunológico fragilizado, ingestão de antibióticos, entre outros fatores) contribuir e ativar (como um gatilho) esses genes programados para as doenças. Essa programação metabólica, essa tolerância imunológica podem ser influenciadas pela alimentação da mãe durante a gestação e após o nascimento, e podem ser influenciadas pelo meio (aleitamento, introdução alimentar...). Quanto melhores, mais adequados e positivos forem esses processos, melhor será a tolerância imunológica da criança durante toda a sua vida.

## 2.3.1 Alimentos com maior potencial alergênico

A maior parte dos processos inflamatórios é ocasionada por alérgenos alimentares. Os alimentos com maior potencial alergênico são os que contêm proteínas de difícil digestão, como glúten, soja (não fermentada, nem coagulada), leite e derivados, frutos do mar, ovos, amendoim, oleaginosas e milho. Essas proteínas de difícil digestão, quando atravessam a parede intestinal, não são reconhecidas como nutrientes e com isso ativam o sistema imunológico da criança, podendo causar diversos males. O mal será causado de acordo com a sensibilidade individual de cada organismo – cada criança tem sua individualidade e sensibilidade orgânica, podendo atingir aquele sistema que é mais sensível. O que pode tornar esses alimentos prejudiciais à saúde é o consumo frequente e contínuo. Mas, quando falamos em crianças em processo de introdução alimentar, o ideal é que esses alimentos com grande potencial alergênico sejam evitados no primeiro ano de vida de todas as crianças; em caso de pais ou irmãos alérgicos a algum alimento, o alimento alergênico deve ser evitado também durante o segundo ano de vida da criança. Em casos mais graves, em processos alérgicos mais severos, esses alimentos devem ter sua ingestão limitada durante toda a vida do indivíduo. (A introdução dos alimentos será mais bem abordada nos capítulos sobre o assunto, divididos por idade.)

A introdução alimentar deve ser gradual e cuidadosa para que a criança possa conhecer e adaptar-se aos diferentes sabores, consistências, texturas, aromas e composições nutricionais dos alimentos. Isso tudo para melhorar a aceitação alimentar e diminuir as chances de a criança desenvolver sensibilidades alimentares, alergias ou intolerâncias. Nas orientações de introdução alimentar, considere aprovados os alimentos que não provocaram alergia e que não sejam contraindicados; os alimentos novos devem ser oferecidos por dois dias consecutivos, depois deve ser respeitado um descanso de ao menos quatro dias para repetir o mesmo alimento. Caso o bebê rejeite algum alimento, mesmo depois de você insistir por dois dias consecutivos, deixe-o de lado e volte a oferecê-lo após pelo menos uma semana. Caso ele o rejeite novamente, espere mais um tempo para voltar a oferecê-lo, não force. Após a ingestão de algum alimento, se o seu bebê apresentar diarreia, coriza, insônia, bolinhas pelo corpo, irritação fora do normal, intestino preso ou qualquer sintoma não usual, pode ser uma reação alérgica ou alguma sensibilidade ao alimento introduzido. Retire-o imediatamente e espere a melhora dos sintomas, e volte a introduzi-lo depois de um mês para ter certeza da reação alérgica.

## 2.3.2 Sintomas e reações de sensibilidade aos alimentos

A seguir listo os sintomas relacionados a alergias alimentares e outras reações que indicam sensibilidade aos alimentos. É importante que os pais ou cuidadores fiquem atentos a estas ocorrências:

- Coriza e congestão nasal
- Olhos vermelhos e coçando
- Asma
- Eczema
- Inchaço da boca, lábios e pálpebras
- Coceira na pele
- Constipação crônica
- Flatulência
- Abdome distendido
- Vertigem, tontura
- Hiperatividade, agitação ou ansiedade
- Baixa concentração
- Enxaqueca

- Rinite alérgica
- Otite média recorrente
- Edema de glote
- Urticária
- *Flush* cutâneo após alimentação
- Diarreia
- Náuseas e/ou vômitos
- Dor abdominal
- Eructação
- Irritabilidade e agressão
- Insônia
- Exaustão mental

Os sintomas podem ocorrer imediatamente após a ingestão do alimento ou podem levar mais de 24 horas ou até dias para se manifestar. Eles ainda podem ocorrer apenas ocasionalmente ou serem constantes. Os sintomas podem até já fazer parte do dia a dia da criança e ser considerados "normais"; diz-se que "fazem parte", "são emocionais", "toda criança tem ou já teve isso", "um dia passa". Quem já não ouviu essas e outras desculpas para explicar alguns males e desconfortos do organismo?

Entre os fatores relevantes que podem contribuir para o aparecimento de manifestações orgânicas indesejadas, posso citar:

- Reação adversa imediata (alergia) ou tardia (hipersensibilidade ou intolerância).
- Quantidade do alimento ingerido e a frequência da sua oferta ao bebê.
- O *status* nutricional do bebê.

- A saúde do trato gastrointestinal.
- A presença de outros problemas, como: infecções crônicas, acúmulo de toxinas ambientais, estresse emocional etc.

## 2.3.3 Tudo começa com o bom hábito alimentar da mãe

O bom hábito alimentar da mãe e o aleitamento materno são dois importantes pontos para o desenvolvimento de bons hábitos alimentares na criança, pois o leite materno possui diferentes sabores que refletem a alimentação materna, possibilitando ao bebê que mama no peito aceitar melhor a introdução alimentar e os hábitos alimentares da casa.

A criança não nasce com suas preferências alimentares já estabelecidas. Ela geralmente reconhece os sabores daqueles alimentos que fazem parte do hábito alimentar da mãe – tanto através dos sabores presentes no leite materno quanto dos sabores presentes no líquido amniótico (que é determinado pela ingestão alimentar da mãe durante a gestação e a lactação).

Às vezes, a criança não se acostuma com alguns sabores, aromas e texturas, o que requer paciência, criatividade e insistência da mãe, que deverá oferecer o mesmo alimento várias vezes de diferentes formas e em diferentes momentos. A criança deve provar algo pelo menos umas 12 vezes, para que a mãe tenha realmente certezade que o filho não se interessa pela ingestão de determinado alimento. Se seu filho se recusar a comer algo, isso pode ocorrer em razão da textura ou da temperatura, e não necessariamente devido ao sabor ou aroma. Por isso, tente maneiras diferentes de preparar e oferecer os alimentos.

Alguns bebês são mais difíceis de aceitar novos alimentos. Nesse caso, a mãe precisa realizar a introdução de alimentos bem lentamente, esperando mais tempo para substituir as mamadas por refeições e oferecendo mais vezes o mesmo alimento, a fim de que a criança fique familiarizada com o sabor, a textura e o cheiro. Por exemplo, procure dar um intervalo de duas semanas de repetição sempre que introduzir uma nova refeição, o ideal nestes casos é introduzir uma nova refeição a cada duas semanas, o processo deve ser feito lentamente. Caso a criança tenha dificuldade em aceitar os alimentos sólidos, no caso dos alimentos salgados, inicie introduzindo abóbora japonesa, mandioquinha, cenoura e batata-

-doce. Esses alimentos têm o sabor ligeiramente doce, e as chances de a criança aceitá-los aumentam – ofereça, porém, um alimento de cada vez, repetindo-o por pelo menos dois dias consecutivos.

No caso das frutas, a aceitação tende a ser maior com as maduras, sem casca, macias e doces. Ofereça em forma de purê ou raspados mamão, pera, banana, abacate e caqui. A maçã é mais bem-aceita pelos bebês se estiver cozida ou se estiver madura, doce e macia, assim como o pêssego e o damasco. (Veja os capítulos sobre introdução alimentar, de acordo com a idade de seu bebê, com a relação de alimentos adequados, a quantidade e a maneira ideais de oferecer.)

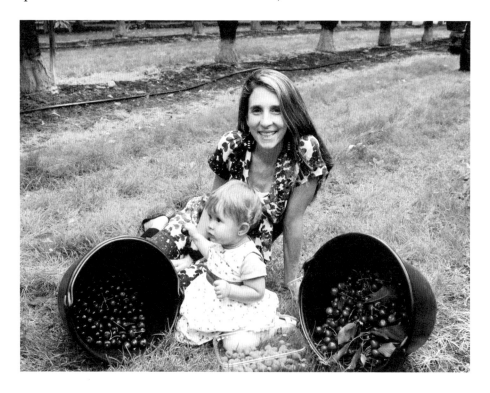

As crianças devem seguir as mesmas recomendações básicas dadas aos adultos: comer várias vezes ao dia em pequenas porções (já que o estômago do bebê é pequeno mesmo), não ficar mais de três horas em jejum e priorizar a qualidade dos alimentos. O ideal é desenvolver o padrão de três refeições (café da manhã, almoço e jantar), com pequenos lanches nos intervalos. Para isso, é preciso introduzir lentamente os ali-

A importância da boa alimentação **103**

mentos nos horários das mamadas, diminuindo gradualmente a oferta de líquidos. Esse processo pode ser fácil para alguns bebês, mas, para aqueles com temperamento mais sensível e irritado, pode demorar bastante. A introdução de novos alimentos deve respeitar o padrão e o ritmo do bebê, pois alguns bebês aceitam melhor que outros os novos alimentos.

O início envolve muita tentativa e erro – não fique frustrada caso seu filho se recuse a comer a maioria dos alimentos; tenha paciência e seja constante. Ele está conhecendo novos sabores, texturas e está aprendendo a deglutir e a amassar os alimentos com a gengiva e os dentes, se já tiver algum.

Em média, entre os 8 e 9 meses, a criança já come diferentes tipos de alimentos e já faz todas as refeições, mas isso não é regra, cada bebê tem seu próprio ritmo.

Perto dos 10 meses, a criança já consegue pegar alguns alimentos com as mãos – é preciso, então, desenvolver sua coordenação para inserir os alimentos na boca. Até aí, porém, muita comida pode acabar no chão, e o prato pode sair voando. Não se preocupe; isso tudo é normal no processo de aprendizagem.

Com 12 meses, os alimentos sólidos já substituíram pelo menos metade da ingestão de líquidos. A qualidade da alimentação depende dos hábitos da casa – os pais e os cuidadores é que devem dar o exemplo e fazer o planejamento alimentar do pequeno.

### Na prática com Sophia

Aos 18 meses, Sophia já era capaz de se alimentar sozinha – é claro que eu ficava sempre por perto, orientando-a, elogiando-a e encorajando-a para que usasse o garfo e a colher corretamente.

Ela já pegava com o garfo os legumes, tubérculos, vegetais e frutas que estavam cortados em pedaços pequenos e levava-os à boca sem derrubar.

Com a colher era um pouco mais difícil, às vezes ela derrubava o arroz e o feijão do prato, tentando colocá-los na colher. Outras vezes cansava de comer sozinha e queria se distrair com outra atividade – eu sempre tinha um livro ou uma revista de bichinhos para ela folhear e ver as figuras. Enquanto ela via os desenhos, eu continuava a alimentá-la. Quando Sophia queria comer sozinha de novo, eu deixava e ficava observando para ajudá-la quando preciso.

## 2.3.4 Dicas para ter refeições tranquilas fora de casa

A seguir, dou algumas dicas para os pais e cuidadores para evitar constrangimentos e estresses nas refeições feitas fora de casa com seu filho:

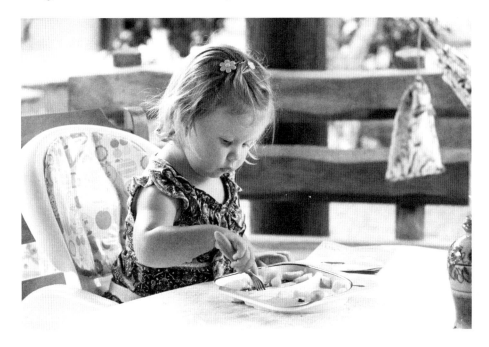

- Leve os talheres, o pratinho e o copinho da criança; ela se sentirá mais à vontade, pois está familiarizada com os próprios utensílios.
- Se precisar, leve de casa a comida da criança, e peça para o garçom esquentar (amornar a comida) na hora de servir – de preferência um pouco antes de seu prato chegar, para que você possa comer mais tranquila, sabendo que seu filho já está alimentado.
- Se for escolher algo do cardápio, seja realista nas expectativas do que e quanto a criança vai comer.
- Prepare o ambiente, organize as coisas. Leve alguns brinquedos para entreter a criança – desenhos para pintar, revistas e livros para folhear ou figuras para colar. Mantenha-a ocupada e entretida com as atividades até a comida chegar.
- Sente a criança na cadeirinha e diga brevemente o que espera dela no restaurante. Nesse momento você vai perceber que o que ela

faz em casa fará no restaurante. Por isso também é tão importante exigir bons modos da criança ao comer em casa.

- Seja específico, diga com amor e paciência quanto quer que a criança coma e o que ela deve comer. Seja realista em suas expectativas.
- Encoraje-a, incentive-a, ofereça algo que ela conheça, mas deixe-a experimentar coisas novas, caso isso esteja dentro do planejamento de introdução nutricional da criança.
- Evite pedir algo que a criança não pode comer, pois certamente ela vai querer experimentar o que está no prato das pessoas da mesa. A negativa de experimentar algo pode gerar conflitos desnecessários e chamar atenção para os alimentos "contraindicados".
- Saiba reconhecer o momento de ir embora – seja realista em relação ao tempo que a criança aguenta ficar sentada no cadeirão.
- Deixe a criança ser criança, desde que isso não ofereça riscos à saúde dela nem incomode as pessoas que estão à sua volta.

A partir de 18 meses, a criança começa a selecionar mais os alimentos. Prefere comer aquilo de que gosta mais e já sabe escolher. Ela também fica mais exposta a eventos sociais, festinhas e aniversários. Alimente a criança antes de levá-la às festinhas, procure levar aos eventos os alimentos conhecidos e bem-aceitos pela criança. Dessa forma, pode-se diminuir as chances de a criança ser exposta constantemente aos alérgenos alimentares, compostos químicos e tóxicos.

# 2.4 Hidratação

Ao nascer, o bebê é constituído aproximadamente de 79% de água; nas primeiras semanas de vida, de 70% a 75%; e, no primeiro ano de vida, de 60% a 65%. Um bebê amamentado exclusiva e frequentemente no peito não necessita de água, chá ou suco. O leite materno oferece até os seis meses de idade quantidade de água suficiente para sua completa hidratação. No período de exclusiva amamentação quem precisa de muita água é a mãe, para se hidratar e produzir a demanda de leite necessária.

Ao oferecer água para bebês menores de 6 meses, a mãe expõe a criança ao risco de ter diarreia e vômito, aumentando as chances de uma desidratação. O bebê menor de 6 meses ainda tem o estômago e o intestino imaturos, o que deixa seu organismo vulnerável a qualquer contaminação. No caso dos bebês alimentados com fórmulas infantis, leite de vaca ou os que já estão no processo de introdução alimentar, a oferta de água é extremamente necessária para sua hidratação.

## A importância da hidratação

A hidratação é muito importante, pois todo o funcionamento do organismo depende de água. Ela auxilia na distribuição de nutrientes pelos órgãos, auxilia na eliminação de toxinas pela urina e a transpiração, equilibra a temperatura corporal e equilibra o trânsito intestinal, umidificando as fezes e prevenindo constipação.

Beber água equilibra o organismo, fazendo-o funcionar melhor. A quantidade de água necessária para o bom funcionamento do organismo depende do peso corporal, da temperatura ambiente e da intensidade de exercícios físicos e da transpiração.

Uma criança de 7 a 12 meses deve beber em média oitocentos mililitros de líquidos, incluindo leite, água mineral, água de coco, suco e líquidos provenientes dos alimentos.

A partir de 1 ano até os 3 anos de idade, a ingestão de líquidos deve ser em média de 1,3 litro. Ofereça pelo menos de três a quatro copos de água mineral por dia. A água de coco fresca também é uma ótima opção para hidratação do bebê, pois é rica em minerais e vitaminas e tem o sabor ligeiramente adocicado, o que melhora sua aceitação pelo bebê.

Nas primeiras semanas de introdução alimentar, evite oferecer os sucos de frutas, pois eles têm uma concentração alta de frutose, deixando seu sabor extremamente doce para o bebê. Além disso, é importante fazer a introdução gradual das frutas antes de oferecer os sucos. (Veja os capítulos sobre introdução alimentar com a relação das frutas adequadas para cada fase.) Não ofereça sucos prontos, de caixinha, ou sucos concentrados. Os chás são boas opções para hidratação. Dê preferência aos chás de ervas (sem açúcar), como hortelã, erva-cidreira, erva-doce, melissa, alfavaca, anis, alecrim, entre outros.

Para atender às necessidades hídricas da criança, ofereça constantemente água e água de coco fresca nos intervalos das refeições, nos lanches e um pouco antes do almoço e do jantar, além de manter as mamadas. Não crie na criança o hábito de beber durante as refeições. Ofereça líquidos trinta minutos antes ou após as refeições.

Os bebês são menos sujeitos a sentir sede durante uma atividade e podem não sentir necessidade de beber água mesmo quando o corpo precisa. Crianças são mais suscetíveis ao estresse por calor, já que possuem pouca massa corporal e com isso absorvem mais calor. Por isso, deve-se aumentar a oferta de líquidos nos dias quentes, ou quando o bebê estiver com febre, diarreia, vômitos e quando fizer alguma atividade física mais intensa. Os bebês têm menor capacidade de suar, tendo assim menos capacidade de dissipar o calor do corpo, necessitando, portanto, de mais água para equilibrar a temperatura corporal.

# 2.5 A função intestinal

O intestino é a parte final do tubo digestivo, responsável pela absorção de nutrientes, líquidos e pela excreção dos resíduos. A flora intestinal é composta por micro-organismos benéficos, patogênicos e neutros.

Antes de nascer, a criança possui o seu tubo digestivo, incluindo o intestino, estéril. Após o nascimento, esse tubo entra em contato com as bactérias do ambiente e da mãe.

A partir da primeira semana de vida da criança, a flora intestinal já é praticamente estável para toda a sua vida. Essa flora varia de bebê para bebê, de acordo com as condições de nascimento, a alimentação, o uso de antibióticos e remédios.

A flora intestinal benéfica é composta, na sua grande maioria, por bifidobactérias e lactobacilos, que são micro-organismos capazes de absorver a lactulose, um açúcar com função prebiótica que auxilia na estabilização e recuperação da flora intestinal.

Crianças amamentadas com leite materno desenvolvem uma flora rica em bifidobactérias, o que é extremamente benéfico para o bebê, pois as bifidobactérias auxiliam no fornecimento de energia para a renovação das células intestinais (enterócitos), melhoram a absorção de minerais e nutrientes, auxiliam na síntese (produção) de vitaminas, diminuem o pH do intestino criando um meio no qual as bactérias patogênicas têm dificuldade de crescer e se desenvolver, pois produzem bactérias que atuam como verdadeiros antibióticos com função de inibir essas bactérias patogênicas.

O intestino, órgão imunológico, age também como uma barreira protetora que impede a entrada de substâncias estranhas e nocivas ao organismo. O intestino delgado, por exemplo, tem a função tanto de absorção quanto de digestão dos alimentos, e funciona como uma barreira contra macromoléculas e toxinas.

Qualquer alteração na barreira intestinal pode levar ao aumento da permeabilidade intestinal, que facilita a passagem de macromoléculas de difícil digestão, na grande maioria proteínas, antígenos alimentares e bactérias patogênicas. A passagem desses compostos pode sobrecarregar e ativar o sistema imune, além de aumentar ainda mais a permeabilidade intestinal. A ativação do sistema imune pode ocasionar diversos males, como inflamações, doenças autoimunes, problemas nas articulações, asma, urticária, artrite reumatoide, entre outros.

O espaço entre as células do intestino normalmente está fechado, mas a irritação da mucosa intestinal, devido ao contato com substâncias químicas, tóxicas, moléculas proteicas de difícil digestão, antígenos e gorduras, pode aumentar esse espaço e ser uma porta de entrada para macromoléculas de difícil digestão que caem na corrente sanguínea. Essas macromoléculas que não fazem parte de um organismo saudável podem ser reconhecidas pelo sistema imune como um corpo estranho e desencadear uma reação alérgica, como acontece nas alergias alimentares.

O desequilíbrio intestinal pode diminuir a tolerância imunológica do organismo, podendo deixar a criança vulnerável a infecções e alergias. As crianças precisam ter equilíbrio na sua microbiota intestinal, pois isso contribui para uma digestão adequada, melhor aceitação dos alimentos, absorção dos nutrientes, e, quando necessário, age como barreira imunológica.

Algumas crianças desde pequenas já sofrem agressões a seu organismo por meio da ingestão de antibióticos, remédios, contato com outros leites que não o materno, entre outros fatores. Por isso há a necessidade de recuperar esse intestino – se for o caso do seu bebê, converse com o pediatra e o nutricionista sobre a necessidade de dar probióticos ou prebióticos ao bebê.

No início da introdução alimentar, o intestino da criança passa por um processo de adaptação, em razão da ingestão dos alimentos sólidos. A digestão desses alimentos é uma novidade para o organismo do bebê que até então só recebia líquidos. As fezes se tornam mais pastosas, secas e até sólidas, com cheiro mais forte. As evacuações ficam mais difíceis, o volume fecal aumenta, e o número de evacuações diárias diminui.

Nessa fase, a hidratação e a ingestão de fibras na alimentação têm papel fundamental para o bom funcionamento do intestino. Os líquidos são responsáveis pela umidificação das fezes, o que facilita as evacuações e equilibra o intestino. As fibras auxiliam no trânsito intestinal e na frequência das evacuações.

Qualquer alteração no hábito intestinal pode atrapalhar o sono do bebê. Tanto a constipação (intestino preso) quanto a diarreia (intestino solto) podem deixar a criança inquieta, impaciente e incomodada. Por isso, é importante ajudar o bebê a regular seu intestino através da alimentação adequada e da hidratação.

No caso do intestino preso, algumas orientações podem auxiliar:

1. ofereça frequentemente água, água de coco e chás de ervas naturais;
2. ofereça alguns alimentos que soltam o intestino, como quiabo, mamão, pera, e beterraba e abóbora cozidas;
3. evite passar os alimentos na peneira para que possam ser oferecidos com suas fibras; amasse os alimentos com o garfo;
4. introduza flocos de quinoa e amaranto nas papas para aumentar as fibras da alimentação;
5. faça massagens na barriga e pés do bebê para estimular o funcionamento do intestino; e
6. massageie em volta do ânus do bebê com óleo para facilitar a evacuação.

No caso de diarreia, a hidratação também é muito importante. Veja o que você pode oferecer para ajudar a diminuir seus malefícios:

1. água e água de coco; e
2. alimentos como mandioca, batata-doce, maçã, mandioquinha e arroz cozidos.

110  Introdução Alimentar

## 2.5.1 Problemas intestinais mais comuns

A seguir, relaciono alguns problemas intestinais mais comuns para que você saiba reconhecê-los e tirar suas dúvidas com o pediatra, caso seu bebê venha a apresentar sintomas decorrentes desses males.

*Constipação* é a dificuldade na defecação presente por duas ou mais semanas, com presença de fezes endurecidas ou firmes duas ou mais vezes por semana, na ausência de doenças metabólicas, estruturais ou endócrinas. Muitas vezes, alergia alimentar é a causa significante de constipação crônica não responsiva aos tratamentos tradicionais em crianças. Recomendações:

♦ hidratação: água de coco e água mineral;
♦ ofereça fibras solúveis e insolúveis;
♦ ofereça frutas e legumes com casca bem lavada, se possível orgânicos;
♦ elimine da alimentação ovos, trigo, leite e derivados;
♦ utilize prebióticos[2] e probióticos[3](fale com seu nutricionista antes).

*Diarreia* é a evacuação constante, líquida ou pastosa, que pode ser classificada como *aguda*, quando dura até 14 dias, *persistente*, superior a

---

2 Prebióticos são fibras não digeríveis, mas que fermentam em nosso intestino e estimulam o crescimento das bactérias probióticas. Além de melhorar o funcionamento do intestino e diminuir os riscos de infecções, os prebióticos também podem diminuir a absorção de gorduras pelo intestino, diminuindo assim o colesterol total e aumentando a absorção de minerais, como cálcio, ferro, zinco e magnésio.
As fibras prebióticas mais comuns são:
• a inulina, encontrada no almeirão, chicória, cebola, alho e alho-porró;
• a pectina, encontrada em frutas cítricas, maçãs, cenoura, farelo de aveia, soja, lentilha e ervilha; e
• os chamados frutooligossácarideos (FOS), que só podem ser encontrados em quantidades significativas em produtos manipulados.
3 Probióticos são micro-organismos vivos da nossa flora intestinal, ou seja, são as bactérias presentes normalmente no nosso intestino. Têm a função de auxiliar o funcionamento do intestino e protegê-lo de bactérias que possam fazer mal. Os objetivos dos alimentos enriquecidos com probióticos, ou dos suplementos de probióticos, são auxiliar na proliferação das bactérias benéficas para regular o trânsito intestinal e protegê-lo de possíveis infecções.

14 dias, ou ainda *crônica*, quando ultrapassa três semanas. Essa classificação tem importância porque o tratamento e a investigação de cada um dos tipos é diferente. Recomendações:

- hidratação: água de coco e água mineral;
- evite alimentos fritos, gordurosos, leite e derivados, condimentos e temperos fortes;
- ofereça purês, tubérculos e arroz.
- Utilização de prebióticos e probióticos (fale com seu nutricionista antes).

*Melena* (presença de sangue oculto nas fezes – fezes muito escuras): há alguns dados científicos relacionando a ocorrência de melena em crianças com alergia ao leite de vaca e glúten. Por isso, elimine esses alimentos do cardápio por um tempo para testar se a melena continua.

## 2.6 Inflamação e o sistema imunológico

A inflamação é um processo natural do organismo que ocorre quando ele identifica alguma substância estranha, vírus, bactéria ou parasita no corpo. É o primeiro passo que o organismo dá, através do seu sistema imunológico, contra um agente agressor (vírus, bactéria, fungo etc.). É uma reação para proteger o corpo de danos que possam ser causados. Isso pode causar dor, inchaço, vermelhidão, calor, entre outras coisas. Em geral, a inflamação aguda dura até 72 horas – esse é o tempo médio que o sistema imunológico leva para solucionar o problema. Caso a inflamação persista e se torne crônica, pode acontecer de os tecidos demorarem para se recuperar.

Má alimentação, desequilíbrio intestinal, aumento da permeabilidade intestinal, sedentarismo, doenças autoimunes, tabagismo, alcoolismo e sono irregular são fatores que podem provocar inflamação crônica no organismo.

A inflamação crônica pode desencadear uma série de problemas no organismo, como doenças cardíacas, diabetes, mal de Alzheimer, otite, sinusite, faringite, bronquite, artrite, obesidade, entre outras.

**112** Introdução Alimentar

A alimentação tem influência direta na qualidade da resposta imunológica do nosso organismo ao agente agressor. Uma dieta rica em gorduras poli-insaturadas como o w-3 (encontrado em grande quantidade na semente e no óleo de linhaça e chia) faz que o organismo responda melhor a um processo inflamatório, pois o w-3 age como um anti-inflamatório natural. Além disso, o excesso de gorduras saturadas e trans pode inflamar os vasos sanguíneos, aumentando o risco de desenvolvimento de doenças cardíacas, diabetes, AVC e hipertensão arterial. Outros anti-inflamatórios alimentares são o gengibre, a canela, o alho, a cebola, o açafrão, a cúrcuma, entre outros.

Uma alimentação rica em verduras, legumes, frutas, sementes, castanhas, grãos integrais, raízes e leguminosas faz que as estruturas celulares se modifiquem para melhor. O alimento ingerido não é apenas fonte de energia para o organismo, mas será também parte das células do corpo. Por isso, a reação celular que o corpo expressa diante de uma inflamação está intimamente ligada à forma e à qualidade da alimentação da pessoa.

Existem alguns alimentos que, quando ingeridos, podem levar ao desenvolvimento de processos inflamatórios. Parecem saudáveis, mas, para alguns organismos, podem ter efeito tóxico e irritante. Para defender o corpo dessa agressão, o sistema imunológico é acionado, desencadeando um processo inflamatório. O glúten (presente no trigo, cevada, centeio, malte e aveia), a soja, o ovo, leite e derivados, castanhas (oleaginosas), frutos do mar, frutas cítricas, entre outros, devido a suas macromoléculas proteicas e alguns outros compostos, podem desencadear esses processos inflamatórios em organismos sensíveis, incapazes de lidar com essas moléculas.

Organismos ácidos estão mais propensos a ter inflamações, são mais sensíveis ao ataque de vírus, bactérias, fungos e antígenos alimentares. A acidez pode aumentar a oxidação, levando à aceleração da morte celular.

Para alcalinizar o corpo, deve-se aumentar a ingestão de frutas, folhas, verduras, legumes, raízes, brotos e grãos integrais. Isso fortalecerá o sistema imunológico e diminuirá o risco de o organismo ficar inflamado. Além disso, não expor a criança aos alimentos potencialmente alergênicos, citados diversas vezes durante este capítulo, permite ao organismo do bebê desenvolver uma tolerância imunológica, uma tolerância oral aos alimentos ingeridos.

Com base nessas informações, a mãe deve oferecer à criança uma dieta que fortaleça o sistema imunológico, alcalinize o organismo e diminua os riscos de inflamação para toda a vida. O ideal é que a criança seja habituada desde pequena a consumir regularmente alimentos saudáveis, alcalinizantes e anti-inflamatórios, diminuindo e até adiando a introdução ou mesmo excluindo os alimentos ácidos (proteína animal, açúcares, frituras, alimentos refinados, gorduras saturadas e trans) e pró-inflamatórios. Isso porque, com o consumo frequente e constante, os alimentos inflamatórios, alergênicos e ácidos podem desencadear sensibilidades, alergias e intolerâncias à criança, prejudicando muito a sua qualidade de vida e saúde, e diminuindo sua tolerância imunológica. A criança fica mais propensa a contrair doenças e a ter problemas de saúde regularmente. A alta exposição aos alimentos alergênicos pode diminuir bastante a tolerância oral da criança a esses alimentos.

# 2.7 Estou fazendo tudo errado, e agora?

Caso você já tenha iniciado a introdução alimentar de seu filho, já o tenha desmamado e ache que fez ou está fazendo algo de maneira errada, sempre dá tempo de correr atrás do prejuízo. Se você acha que seus conceitos e planejamento de introdução alimentar estão equivocados, então mude-os já!

No caso da introdução alimentar, vá modificando aos poucos os alimentos oferecidos, seguindo as orientações do que evitar e de como introduzir os novos alimentos – veja os capítulos sobre introdução alimentar, de acordo com a idade de seu bebê. Não se frustre caso o seu filho não aceite tudo na primeira vez; é difícil lidar com mudança de hábitos, mesmo hábitos recentes.

Introduzindo os alimentos saudáveis e adequados, o organismo da criança vai desenvolver tolerância oral e imunológica, equilibrar a microbiota, alterar o paladar e melhorar a permeabilidade intestinal e a nutrição como um todo. O segredo é organizar o organismo com regularidade, frequência e qualidade alimentar, sem desistir ao primeiro contratempo.

Com isso, você irá ensinar a criança a ter um comportamento alimentar adequado, respeitar o alimento, mastigá-lo, e dar a atenção e o tempo adequados e necessários a uma boa refeição. O importante é adquirir hábito, trabalhando diariamente para a criança sentir os benefícios de uma alimentação equilibrada, e deixar os alimentos contraindicados e alergênicos para serem comidos eventualmente.

No caso do desmame, se você já introduziu outros leites, converse com seu nutricionista e pediatra sobre as possibilidades de leites, fórmulas e bebidas mais saudáveis e menos alergênicas. Mude, teste diferentes misturas e sabores das bebidas vegetais. Verifique se o seu filho realmente necessita de leite industrializado e qual o melhor para o seu caso. Dependendo da idade, peso, altura e condição nutricional da criança, não haverá necessidade de leite animal algum. Ofereça sucos naturais de fruta, água de coco, água mineral, vitaminas de frutas e bebidas de vegetais.

Ofereça ao seu filho alimentos variados, coloridos, estimule o consumo de alimentos mais próximos do estado original, mais naturais. Quanto menos industrializado o alimento, melhor.

Nos últimos anos tem caído drasticamente o consumo de frutas, legumes, verduras, grãos integrais, sementes, castanhas, e tem aumentado o consumo de sucos prontos, refrigerantes, comidas congeladas, comidas prontas, embutidos, enlatados, biscoitos recheados, laticínios e frios. O problema é que as crianças têm deixado de comer o que faz bem à saúde para comer o que prejudica e muito o organismo. Trocam o bom pelo ruim – o ruim está virando hábito, e não exceção.

Não deixe isso acontecer em sua casa; a saúde de seu filho agradecerá por toda a vida! Forje no seu filho um sistema imunológico forte, uma tolerância alimentar ampla e um hábito alimentar do qual sentirá orgulho no futuro.

Algumas pesquisas têm mostrado relação direta entre a ingestão de alimentos pró-inflamatórios e alergênicos com distúrbios do comportamento, principalmente em crianças – vale a pena prevenir. Se o seu filho estiver tendo distúrbios de comportamento, falta de atenção, concentração e memória, leve-o em um nutricionista com especialização em clínica funcional. Com uma mudança alimentar adequada, estas questões podem até desaparecer!

## Na prática com Sophia

A partir dos 18 meses, Sophia começou a escolher os alimentos que queria comer. Eu já conhecia as suas preferências: primeiro ela comia as coisas de que mais gostava, para depois comer os outros alimentos do prato. Sophia gostava muito de cenoura, abóbora e beterraba, couve-flor e brócolis cozidos, pepino cru, mas amava mesmo ovo caipira, principalmente a clara. Quando tinha 2 anos e 2 meses, em uma viagem pela Itália ela conheceu o macarrão e o risoto – foi amor à primeira mordida. Era macarrão (ao sugo, pesto, alho e óleo etc.), ovo e risoto (sugo, pomodoro, funghi...) em todas as refeições. Outra paixão alimentar da Sophia era arroz, feijão e *homus* (pasta árabe de grão-de-bico). No grupo das frutas, suas preferências eram banana, pera, maçã e melancia. De lanche, eu sempre oferecia castanhas variadas (pistache, castanha-de-caju, amêndoas, castanha-do-pará, nozes, macadâmia e avelãs),[4] biscoitos, bolachas, pão, bolo, polvilho, sem glúten e sem lactose, e pipoca.

Sophia sempre foi comilona e "boca boa"; ela come bem e, desde pequena, é bem fofinha. Considero isso uma bênção de Deus – a Sophia está dentro da curva de crescimento, e a qualidade alimentar de suas refeições é ótima!

Um cuidado extra que eu precisava ter era com os horários das refeições, pois se deixasse a Sophia queria comer o dia inteiro. Oferecia os alimentos de acordo com cada refeição (café da manhã, lanche da manhã, almoço, lanche da tarde, jantar e ceia); nos outros momentos fazia as atividades e brincadeiras do dia para ela se distrair e gastar energia.

A alimentação na escola também sempre foi muito bem. Sophia almoçava e jantava em casa, fazia apenas o lanche da tarde na escola. No lanche, a escola oferecia um suco natural sem açúcar, uma fruta *in natura* e um carboidrato. Sophia consumia a fruta e o suco oferecidos pela escola, mas o carboidrato era o levado de casa. Se o lanche da escola fosse bolo, eu mandava um bolo sem glúten e sem lactose; se fosse biscoito, ela levava biscoito sem glúten e sem lactose. Enfim, eu olhava o cardápio do dia e enviava algo equivalente que fosse sem glúten, sem açúcar e sem lactose. Deixei na escola mel, melado e geleia sem açúcar, caso a Sophia quisesse passar no biscoito, pão, bolo ou bolacha. Segundo a professora, ela gostava muito dos lanches dela e nunca teve problemas em comer algo que ela mesma tivesse levado. Assim, nem pedia o lanche dos amiguinhos, pois estava acostumada a comer todos os alimentos em casa. E, modéstia à parte, era tudo muito gostoso e saudável.

---

4 Veja cuidados com o armazenamento dos alimentos no Anexo II, *Dicas culinárias*.

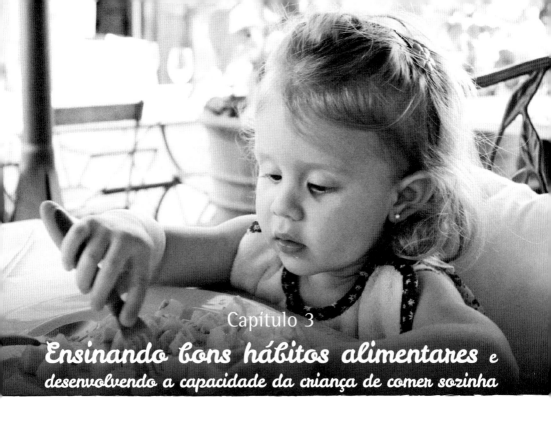

## Capítulo 3
# Ensinando bons hábitos alimentares e desenvolvendo a capacidade da criança de comer sozinha

Não importa a idade do bebê. Desde seus primeiros dias, uma das maiores preocupações das mães é se ele está se alimentando na quantidade certa e com os alimentos certos, se está ganhando peso adequado para sua idade, se está se desenvolvendo dentro dos padrões esperados.

Até os 6 meses de idade do bebê, seguir uma rotina de horários entre as mamadas e/ou mamadeiras muitas vezes ajuda a garantir uma alimentação mais equilibrada, além de dar mais tranquilidade à mãe. Mas e depois desse período, quando chega a hora da introdução de novos alimentos? Novamente vem a insegurança: o que oferecer, como, quanto e quando?

Para aumentar as chances de obter êxito nesse processo de transição tão delicado – sair da dieta exclusivamente líquida e começar a alimentação com frutas e alimentos salgados –, é importante ficar atento ao comportamento do bebê e à atitude que pais e cuidadores vão tomar daqui para a frente em relação à nova rotina alimentar que deverá ser estabelecida.

Afinal, os pais serão os responsáveis por conduzir o bebê a uma alimentação sólida e saudável, diminuindo gradativamente a ingestão de líquidos. É um grande desafio ajudá-lo a aventurar-se em novos alimentos, sabores, aromas e texturas. Outro ponto importante é fazer que o bebê associe a alimentação e as refeições a sentimentos positivos. Quando os pais comem uma grande variedade de alimentos saudáveis, de diversos sabores, cores e texturas, os filhos são mais propensos a aceitar novos alimentos saudáveis.

Neste capítulo, detalho alguns comportamentos e o que fazer diante deles para que o momento da refeição seja o mais agradável possível – tanto para a criança quanto para pais e cuidadores. Quais alimentos devem ser oferecidos e em quequantidade, de acordo com a idade da criança, estão descritos nos capítulos posteriores sobre introdução alimentar.

## 3.1 Hora da refeição: um momento importante para todos

Para que a hora do lanchinho, do almoço e do jantar não vire uma batalha sem ganhador, é importante que os adultos, os cuidadores, estejam no controle – é preciso deixar claro ao bebê quais são os comportamentos aceitáveis no momento da alimentação. O ideal é que o cuidador demonstre para a criança quais são os limites do que é aceitável ou não desde o início da introdução de alimentos sólidos. Deixe claro qual comportamento você espera que seu filho tenha em relação à alimentação e ao momento da refeição.

No início, seu filho pode não entender o que você está dizendo, mas logo perceberá qual comportamento ele deve ter e quais são as orientações a seguir quando está se alimentando sentado no cadeirão ou na cadeirinha. Vá passando aos poucos, com exemplos bem definidos, em que situação é preciso dizer "obrigado", "por favor" e, quando for maiorzinho, "já terminei, posso sair da mesa pra brincar?". Tudo com calma, amor e paciência, para que as refeições sejam momentos de convivência pacífica, descontraída e agradável. Você vai notar que essas regrinhas deixarão mais gostosos esses momentos em família, sem tanto estresse, como costuma acontecer muitas vezes sem a orientação constante dos pais. As crianças ficam mais seguras quando entendem o que se espera delas; além disso, ficam mais tranquilas sabendo o que podem fazer.

Como disse anteriormente, os pais, devem estar no controle da refeição e mostrar isso sem demora. São os pais que determinam os horários das refeições e o que será oferecido aos bebês. Os pequenos entendem mais do que conseguem expressar, e com certeza aprenderão com o exemplo dos pais. Se os pais discutem, gritam, leem ou ligam a TV durante as refeições, as crianças acharão que podem fazer o mesmo.

Outro cuidado a ser tomado diz respeito à seleção dos alimentos. Se os pais não comem verduras, saladas, frutas, legumes e abusam de frituras e massas, dificilmente a criança aceitará os alimentos saudáveis. Evite também reclamar da comida ou do seu próprio corpo, falando em dieta constantemente, pois isso pode aumentar as chances de o seu filho rejeitar a comida ou até no futuro vir a desenvolver alguns tipos de distúrbios alimentares, como anorexia e bulimia.

Não rotule nem recuse os alimentos; também não espere que seu filho tenha os mesmos gostos alimentares que você. Deixe-o experimentar uma grande variedade de alimentos e perceba aqueles dos quais ele mais gosta, para depois prepará-los de diferentes formas.

Sujar-se, tentar comer sozinho, pegar os alimentos com as mãos, fazendo alguma bagunça, faz parte do aprendizado e socialização à mesa. Assim, tenha paciência, e não fique o tempo todo reclamando e limpando o que a criança sujar. Se você fizer isso, a refeição irá se transformar em um momento desagradável para seu filho, que poderá achar tudo muito chato. Procure chamar a atenção dele para a comida, falando o nome dos alimentos, das cores e preparações – torne este momento interessante, de aprendizado, e não estressante.

Ofereça uma colher para sua criança brincar e matar a curiosidade sobre o novo objeto. Quando ela conseguir colocar a colher na boca sozinha, adquirindo mais coordenação, coloque um pouco de comida para ela mesma tentar se alimentar. Não espere que o chão fique limpo, provavelmente muita coisa vai cair no chão; no início é preciso ter paciência, pois a criança erra a boca, vira a colher ou a deixa cair algumas vezes. Por volta de 1 ano e 4 meses a criança provavelmente já consegue pôr a comida na boca.

Por mais divertido que pareça, não dê risada quando a criança colocar a comida na cabeça ou arremessar o prato pela cozinha ou pela sala de jantar. Se der risada e achar divertido, a criança poderá interpretar esses comportamentos como algo que agrada os pais e vai repetir várias vezes, esperando a mesma resposta que teve anteriormente – as risadas de todos.

Com o tempo você *não* vai mais achar isso tão engraçado quanto da primeira vez, principalmente se seu filho fizer isso no restaurante ou na casa de parentes. A atitude certa é ensiná-lo desde o início que esse é um comportamento ruim, feio e que não deve ser repetido.

Ensine que comida não é brinquedo nem algo para ser jogado fora – se a criança tiver menos de 1 ano, porém, não reclame exageradamente; apenas fale que isso não é legal e não ria. Outra dica é nunca colocar a comida da criança em prato de vidro nem dar uma colher de metal – prefira os pratos de inox ou de plástico (mas sem BPA)[5] e colheres de silicone.

Antes de 1 ano, quando a criança rejeita a comida, isso não significa necessariamente um ato de teimosia ou vingança, pois ela ainda não sabe que pode manipular os pais usando a comida como meio. A partir de 1 ano, dependendo do comportamento dos pais, aí sim a criança pode usar a comida como forma de exercer poder e manipular os pais. Por isso, evite ficar ansioso, brigar ou lutar contra a criança quando ela não quiser comer. Simplesmente deixe-a sem comer até a próxima refeição, mantendo a rotina e o horário regular – mas não a deixe comer lanches fora de hora ou beliscar. Na próxima refeição, ofereça outras opções saudáveis para ver se a criança aceita melhor, provavelmente ela estará com fome e mais aberta a aceitar.

O aprendizado do hábito alimentar depende de constância, por isso mantenha os horários e locais das refeições. Que esse seja um momento agradável, no qual a família possa se reunir pelo menos no jantar. Assim, desligue a TV, rádio e outras distrações, desfrutem juntos esse momento para trocar informações e se inteirar mais uns dos outros, incluindo o bebê. Não corra atrás da criança pela casa ou pela cozinha para alimentá-la; avise que chegou a hora de comer e coloque-a sentada no cadeirão.

---

5 BPA é sigla para Bisfenol-A, um composto usado na produção de policarbonato, material presente na maioria dos plásticos transparentes, e que pode causar riscos à saúde; assim, é melhor evitar materiais que contenham BPA em sua composição.

Caso ela se recuse a comer ou faça bagunça com a comida, simplesmente tire-a da cadeira e deixe-a sem comer até a próxima refeição, sem beliscar nada. Sei que é difícil, e parece até cruel, mas esse gesto repetido poucas vezes ajudará você a conseguir ter momentos de tranquilidade durante toda a vida alimentar da criança. Ela entenderá o recado e passará a sentar-se à mesa para desfrutar este momento com a família. Evite brincar de "aviãozinho" para fazer a criança comer, pois ela associará a comida a brincadeiras, que, na maioria das vezes, na mesa não são bem-vindas.

A criança come quando está com fome e quando a comida é atrativa e gostosa. Agitação na hora de comer faz parte da natureza da criança e do bebê. Por isso, tentar sair do cadeirão ou da cadeirinha, pegar a comida com as mãos, ficar em pé na cadeira são comportamentos esperados. Os pais que conversam com seus bebês e o envolvem no momento da refeição, não permitindo que esses comportamentos sejam corriqueiros, conseguem lidar com essas situações de maneira mais positiva. Mostre a cor dos alimentos, fale o nome das preparações que a criança está comendo, envolva-a com a refeição e sua alimentação. Enquanto for pequena e estiver descobrindo os alimentos, deixe-a pegar a comida com as mãos para sentir sua textura, alguns alimentos parecem mais gostosos quando comemos com as mãos. Mas se o bebê jogar a comida no chão e em cima da mesa, deixe claro que esse comportamento não será aceito.

Outra atitude que poderá ajudar a criança a conseguir participar deste momento por completo e entender que a refeição em família é algo importante é ensiná-la a lavar as mãos antes de comer e somente sentá-la no cadeirão ou na cadeirinha quando a comida estiver pronta, e todos estiverem sentados também, para que ela não fique ansiosa esperando seu prato nem se sentindo presa por ficar muito tempo parada no cadeirão. Ao chamar a criança para se alimentar, avise que está na hora da refeição e dê um tempo para ela entender isso, entender que vai comer – não a *arranque* da atividade que está fazendo sem dar tempo para que ela se prepare para comer.

Agora, para evitar que a criança tenha aversão ao cadeirão ou à cadeirinha, não a coloque lá antes que ela consiga ficar sentada sozinha por tempo suficiente para se alimentar. Senão ela ficará desconfortável tendo que ficar sentada durante a refeição e associará esse momento a algo desagradável. Caso ela ainda não sente sozinha, coloque-a no bebê conforto, em uma cadeirinha apoiada por almofadas ou no colo do pai ou de outro adulto para ser alimentada. Outra opção é usar uma cadeira que fica acoplada à mesa de jantar e possibilita que a criança desfrute a comida junto com a família. Dessa forma, muitas crianças se sentem mais participantes dos hábitos da casa e ficam mais abertas a experimentar novos alimentos e a comer sozinhas.

Se mesmo assim a criança se recusar a comer, ficar em pé no cadeirão, chorar, gritar, ou fizer bagunça, tire-a do cadeirão ou da cadeirinha e fale que a refeição acabou – não comerá mais nada até a próxima refeição. No caso de a criança ter comido bem e ter ficado satisfeita, tire-a do cadeirão para lavar as mãos, a boca, escovar os dentes e ir brincar – isso evita que ela fique entediada e cansada de ficar sentada por muito tempo na mesma posição.

Os pais são responsáveis também pelo que oferecem ao bebê para comer. A criança deve ter opções alimentares saudáveis (veja os próximos capítulos, sobre desmame e introdução alimentar). Lembre-se de que os filhos imitam os pais, por isso será difícil exigir um hábito alimentar diferente daquele que é o padrão da casa. Já na gravidez ou durante a lactação procure incorporar na sua alimentação hábitos saudáveis que você gostaria que seu filho tivesse. Assim, quando chegar o momento da introdução alimentar, você poderá dar o exemplo. Se tiver dúvidas quanto a isso, leia o meu livro *Gravidez, parto e aleitamento: recomendações de nutrição e cuidados com o bebê.*

## Dica

Se você estiver comendo algo que já foi testado na alimentação do bebê e ele *lançar* um olhar de "também quero", dê um pedacinho ao seu filho para que ele desfrute este alimento com você.

Outra orientação que dou é para os pais e cuidadores não enfiarem a colher muito dentro da boca do bebê, pois ele pode engasgar, tornando a alimentação uma experiência desagradável. O mais adequado é encostar a colher nos lábios do bebê e deixar que ele abra a boca e pegue, puxe o alimento. Não dê grandes quantidades de uma só vez, e espere o bebê deglutir o alimento antes de colocar mais comida em sua boca. Se perceber que o bebê está acumulando comida na boca, mande-o cuspir, pois a criança pode se engasgar. Ensine a ele desde pequeno a importância da mastigação e de não falar de boca cheia. Durante a refeição, eu sempre falo para a Sophia: "Respira, mastiga bem o alimento". Se ela fala de boca cheia, eu digo: "Não entendo nada quando você fala com comida na boca".

As refeições com bebês tendem a ser demoradas, mas os pais precisam ter paciência em mais este processo de aprendizagem de seu filho. No começo, o bebê pode tentar tirar a colher da mão de quem o alimenta, mas não espere que ele acerte a boca e consiga se alimentar sozinho. Uma estratégia que ajuda é dar uma colher para ele brincar e alimentá-lo com outra colher parecida, ou entreter a criança com o próprio prato e sua comida.

As crianças aprendem com a constância e a repetição, forneça sempre as refeições de forma progressiva. Não volte atrás, fornecendo apenas a mamada em horários de refeições nos quais o bebê já estava comendo alimentos sólidos. Isso o deixará desorientado, sem saber o que esperar das próximas refeições.

## Dica

Antes das refeições, ofereça à criança um copinho infantil com água ou água de coco. Com isso, é possível evitar que a criança se acostume a beber algo enquanto se alimenta.

# 3.2 Lidando com o apetite das crianças

Uma preocupação constante dos pais é em relação ao apetite dos filhos. Assim como os adultos, as crianças têm o apetite variável, que pode ser influenciado de forma positiva ou negativa pelas circunstâncias do dia a dia. Às vezes a criança come superbem um alimento em uma semana, e na outra já não quer mais nem ver. Pode comer quatro colheres de sopa de papa num dia, e no outro comer somente uma... Um problema? Não; peço que você respeite o apetite do bebê, pois ele precisa aprender a per-

**124** Introdução Alimentar

ceber quando está saciado. Caso esteja preocupado demais com o apetite do seu filho, capriche em fazer preparações saborosas, visualmente atrativas e criativas, e ofereça alimentos diferentes. Não junte tudo e simplesmente bata no liquidificador. Não insista, não force, apenas ofereça opções alimentares saudáveis. Forçar a criança a comer tudo não lhe dá a chance de perceber quando está satisfeita.

O excesso de leite durante a noite ou mesmo durante o dia pode diminuir o apetite no horário das refeições. Mas, claro, não crie expectativas irreais, pois o estômago do bebê é muito pequeno e fica cheio rapidamente. Nos primeiros dias, ofereça algumas colheres de chá, se o bebê comer de duas a cinco colheres de chá da papa, por exemplo, está ótimo. Aumente a quantidade gradativamente, respeitando o ritmo e o apetite do bebê. É importante, também, acompanhar o crescimento dele com um pediatra e um nutricionista, para verificar se o desenvolvimento (peso e altura) está adequado a sua idade. Tudo depende do tamanho da porção que você oferece e do apetite da criança. Veja mais detalhes nos capítulos sobre introdução alimentar.

## 3.2.1 Até 8 meses

Antes dos 8 meses, o bebê ainda está se acostumando com o processo de deglutição e com a sensação de ter alimentos sólidos passando por sua boca. Ele precisa amassar o purê com as gengivas e com a língua, e para deglutir empurra o alimento com o palato.

## 3.2.2 De 8 a 12 meses

Aos 8 meses, porém, o metabolismo do bebê muda: ele emagrece um pouco, distribuindo moderadamente a gordura que ganhou nos primeiros meses de vida. Além disso, passa a se locomover mais, tem mais mobilidade, gasta mais energia, e o desenvolvimento físico passa a ser o foco. O bebê já consegue manter-se ereto, sentar sozinho, e tem mais coordenação motora. Nesse período, a mamada dos sonhos, que está sendo dada por volta das 22h30, pode ser eliminada gradativamente, aumentando a quantidade de sólidos durante o dia.

Entre os 8 e 9 meses, o bebê geralmente já senta sozinho e tem mais coordenação com as mãos. Neste período, os alimentos oferecidos para serem comidos com as mãos têm uma função importante, pois estimulam o bebê a comer sozinho e acertar a boca. Quando o bebê estiver sentado no cadeirão, antes de oferecer comida na colher, coloque na frente dele os alimentos em pedaços para que tente pegar com as mãos e colocar na boca. Se ele não comer e espalhar tudo ou jogar no chão, não brigue com ele; isso faz parte do processo de aprendizagem – a criança não sabe que aquilo não é para brincar –, mas lembre-se: não o incentive dando risada ou achando uma gracinha. Não coloque a comida na boca do bebê; é preferível pegar o alimento com as mãos e comer para demonstrar a ele o que deve fazer. Se mesmo assim ele não comer, prossiga com a alimentação na colher e ofereça novamente os alimentos para que ele pegue com as mãos no início da próxima refeição. Os alimentos que podem ser comidos com as mãos são os que se dissolvem na boca facilmente, evite alimentos que tenham pedacinhos mais duros, grãos ou grânulos, pois a criança pode engasgar. Algumas boas sugestões de alimentos são: purê e mingau bem firmes, cereais e massas macias, frutas frescas macias em palitos ou pedaços, legumes e vegetais macios em palitos ou pedaços, entre outros.

Nesta fase, o bebê provavelmente já experimentou diversos alimentos, cereais, leguminosas, frutas, verduras, legumes, azeites e gema. Já come todas as refeições em quantidade significativa.

## Dica

Entre 8 e 9 meses, a criança adquire mais coordenação nas mãos e nos dedos; incentive seu filho a usar sua nova capacidade para pegar alguns alimentos com as mãos. Saiba que a comida pode acabar no chão, na cabeça ou no nariz, pois o bebê ainda está aprendendo a colocar a comida na boca – assim, não avance muito rápido nem exija demais do bebê. É preciso ser firme e ter paciência para que as atitudes e comportamentos do bebê possam ser lapidados e conduzidos adequadamente.

Perto de 1 ano de vida, o bebê já desenvolveu bastante a capacidade de se alimentar sozinho, faz todas as refeições, participa da alimentação com as outras pessoas da casa e já conhece diversos alimentos. A ingestão de alimentos substituiu, agora, mais da metade da ingestão de líquidos, e as refeições provavelmente estão mais equilibradas e completas. Por outro lado, o ritmo de crescimento e o apetite do bebê tendem a diminuir. Outra questão que costuma interferir no apetite nesse período é o nascimento dos dentes, que pode causar febre, falta de apetite, mal-estar e dor. Fique atenta a esses sinais.

## 3.2.3 A partir de 18 meses

Geralmente a partir de 1 ano e meio, a criança pode passar a ser restritiva quanto a sua alimentação; fica mais autossuficiente e começa a medir força com os pais. Quer fazer as coisas do seu jeito, e *não comer* é uma forma de controlar a situação. Se seu filho não quer comer tudo o que é colocado no prato, ou rejeita todo tipo de legumes, seja firme. Peça para ele escolher quais legumes vai comer, deixando claro que você está lhe dando essa opção. Caso ele não queira escolher pelo menos um, escolha por ele e seja firme em fazê-lo ao menos experimentar, vá até o fim. Fale com firmeza – agora, se ele não quiser comer mesmo, não force, nem o alimente de noite ou fora do horário das refeições.

Não excluo aqui os lanchinhos feitos entre as refeições, mas é preciso deixar claro o que a criança pode comer de lanche e a que horas fará isso – *ilustre* o tempo, pois assim ficará mais fácil de entender (depois do desenho tal, depois que seu irmão chegar da escola, depois que a vovó chegar etc.). Não a deixe beliscar o dia todo nem perturbar os pais para comer fora de hora – muitos casos de obesidade infantil começam assim.

Após os 2 anos, as crianças já conseguem usar o garfo e a colher sozinhas. Mas a refeição ainda será um momento de sujeira e desafios, pois as crianças gostam de espalhar a comida no cadeirão ou na cadeirinha, deixando a comida cair da colher. Como já foi dito, não fique limpando tudo constantemente, pois as crianças percebem isso e podem se sentir desconfortáveis e ainda ter a impressão de que os horários da refeição são desagradáveis, rígidos e chatos.

Nesta fase, a criança já come quase tudo que os adultos comem, mas, se puder e conseguir isso com tranquilidade, continue evitando os alimentos potencialmente alergênicos (leite e derivados, farinha de trigo, soja não fermentada, carne vermelha, frutos do mar, café, álcool e açúcar – veja o Capítulo 2: "A importância da boa alimentação").

Nesta fase, a mãe já sabe se o filho come mais ou come menos que as outras crianças, conhece os alimentos que ele rejeita, aqueles de que ele gosta, sabe se ele aceita experimentar novos alimentos com facilidade ou se gosta de comer as mesmas coisas o tempo todo, já estabeleceu um padrão de comportamento esperado para o momento da refeição, já ensinou a base do que é aceitável na hora de se alimentar e conhece as manias e preferências do filho na hora de se alimentar, se ele gosta mais do sabor amargo, azedo, doce ou salgado.

Saiba que *omissão* significa *permissão*; assim, ensine, demonstre, dê exemplo e reaja caso algo esteja errado. Sempre que a criança fizer algo inaceitável, fale que não está certo; caso ela continue e insista, retire-a da mesa e deixe-a sem comer até a próxima refeição programada – a criança deve ter respeito pelo momento da refeição e pela comida. Garanto que ela não morrerá de fome e pensará duas vezes antes de se comportar mal de novo. Vale a pena impor limites e educar. Você vai colher os frutos podendo ir ao restaurante ou à casa de um parente ou amigo para comer sem correr o risco de passar vergonha com o comportamento do seu filho. Não deixe que ele faça em casa aquilo que não deve fazer na casa dos outros ou no restaurante. A criança bem alimentada – e que conhece seus limites e qual comportamento esperam dela – come, dorme e brinca melhor. É uma criança mais bem-humorada, segura e equilibrada.

Quando a criança se recusar a comer, fale firme o que e quanto ela deve comer, seja persistente, mas não faça pressão, olhando-a comer. Tente tirar o foco da comida, converse sobre coisas agradáveis à mesa, outros assuntos interessantes, dê a ela a chance de comer. Seja um exemplo, comendo o que espera que a criança coma. Se a criança realmente se recusar a comer, não faça outra comida; sua casa não é restaurante! Não transforme a refeição em um campo de batalha; apenas tire o prato e não ofereça mais nada até a próxima refeição. Não ofereça lanches fora de hora.

## Na prática com Sophia

A Sophia sempre se alimentou muito bem, aceitava tudo que eu oferecia e parecia não querer parar de comer. Perto de 1 ano de idade ela já se interessava por pegar os alimentos com as mãos, e tentava se alimentar sozinha. Eu colocava o alimento na colher e ela colocava a colher na boca. Sophia amava pegar os grãos de feijão e arroz integral com as mãos; tinha uma paciência incrível para comer grão por grão. Quando fez 1 ano, passou a querer comer sempre sozinha, muitas vezes não aceitava que eu a alimentasse e ficava brava quando eu não a deixava comer tudo com as mãos. Eu tentava deixar alguns alimentos para ela pegar com as mãos e outros para eu alimentá-la com a colher, e isso às vezes funcionava. Com 13 meses, a Sophia teve seu primeiro resfriado, e durante esse período também nasceram vários dentes. Ela teve febre, ficou com tosse e coriza, seu apetite diminuiu muito, e eu fiquei extremamente aflita. Confesso que foi muito difícil ver a minha filha recusar os alimentos; ela só queria tomar água de coco e mamar. Quando a sentava no cadeirão para almoçar, por exemplo, ela se recusava a abrir a boca e virava o rosto – algo bem complicado e que nunca havia acontecido antes. Confesso que fiquei extremamente ansiosa, aflita e insegura, nem parecia que era nutricionista e que já tinha orientado tantas mães. Quando é com a nossa própria filha, parece que as instruções são diferentes, mas não me deixei levar pelo desespero. Com muita paciência, esperei que a fase dos dentinhos passasse e procurei não alimentá-la apenas com líquidos, sempre oferecendo purês e frutas amassadas no horário das refeições, sem forçar. Depois de uns quatro dias, a situação começou a voltar ao normal. Assim, mais uma vez, percebi a importância da paciência na educação alimentar de nossos filhos.

# 3.3 Lanche: um vilão ou um aliado da boa alimentação?

O lanche pode ser um problemão na alimentação infantil, principalmente aquele fora de hora e de casa. Mas caberá a você fazê-lo virar um vilão ou um aliado da boa alimentação. Para que isso não se torne mais um motivo de estresse e preocupação, procure oferecer as refeições nos horários regulares em que a criança deve comer. Caso ela queira comer fora de hora, distraia-a e leve-a para brincar. Se a criança se habituar a comer fora de hora, provavelmente ela não terá fome nos horários das refeições, o que deixará seus pais e/ou cuidadores sem saber se se trata de fome mesmo ou de um hábito.

## Dica

Quando for sair de casa com seu filho, prepare um lanche e um suco e leve--os na bolsa, lembre-se de que a ingestão de *junkfood* deve ser evitada ao máximo.

Se você não permitir que ela belisque (recomendação já dada anteriormente neste capítulo), o provável é que tenha fome no horário das refeições, alimentando-se de modo mais adequado e equilibrado. Por outro lado, algumas crianças têm mais fome que outras, e precisam sim comer mais vezes ao dia.

Se esse for o caso do seu filho, pois você sabe que ele almoçou direitinho, tenha sempre à mão lanches saudáveis para oferecer-lhe quando pedir, principalmente se vocês estiverem fora de casa. Os melhores exemplos são frutas, sucos, legumes e cereais. Caso ele já consuma castanhas, frutas secas, sementes, polvilho, biscoitos e bolachas, esses também são boas opções de lanche para aumentar a energia nos momentos de fome.

### Na prática com Sophia

A Sophia sempre aceitou bem a introdução de novos alimentos. Desde os 6 meses ela se alimenta de modo variado. Geralmente, ela pedia para comer, abrindo a maior bocona, fazendo gestos de alegria quando via o prato com a comida, demonstrando claramente que queria comer o quanto antes. Ela também gemia e fazia sons enquanto mastigava, saboreando a comida. Sempre foi gostoso alimentá-la; sentia – e sinto – prazer ao preparar sua comida, ela é a típica criança "boca boa".

## 130 Introdução Alimentar

À medida que Sophia crescia, fui modificando a textura e as preparações e ampliando a oferta de alimentos – procurava variar bem os alimentos em sua introdução alimentar, usufruindo a grande diversidade de legumes, verduras, frutas, grãos, leguminosas, cereais integrais, castanhas, sementes e tubérculos disponíveis na natureza.

Sempre ofereci alimentos para ela pegar com as mãos e se alimentar sozinha. Colocava grãos de feijão, lentilha, grão-de-bico, arroz, pedaços de frutas, legumes, raízes em seu pratinho para ela se servir. Ela se sentia importante, ficava feliz, tinha prazer em comer e se alimentar.

Quando Sophia demonstrou interesse em pegar a colher e se alimentar sozinha, dei a colher em sua mão. No início, dava-lhe a colher com os alimentos, e ela levava à boca; depois passei a ensiná-la a pegar o alimento com a colher – tudo muito lentamente, respeitando seu ritmo de aprendizado.

Desde pequena, Sophia ficava no cadeirão, à mesa, durante nossas refeições, compartilhando daquele momento conosco, comendo conosco.

Com 13 meses de idade, ela já comia vários alimentos com as próprias mãos, inclusive castanhas. Sempre que saíamos com Sophia, levávamos alguns recipientes com biscoitinhos sem glúten, castanhas e frutas, além de dois copinhos com água de coco. Com 14 meses, ela já sabia procurar o que queria na sua lancheira. Quando tinha sede, ela procurava o copinho, pegava-o e bebia água ou água de coco; quando estava com fome, pegava os seus recipientes com comidinhas e escolhia o queria. Ela expressava que estava com fome ou sede, apontando para sua mochila, fazendo sons, pedindo o que queria.

Para a hora do lanche, seus alimentos prediletos eram banana, amêndoas, castanha do Brasil, nozes, bolachinhas. Na hora do almoço e do jantar, ela gostava de comer milho, feijões, arroz, lentilha, mandioca, abóbora, batata-doce, tomate, pepino e cenoura – tudo para comer com as próprias mãos.

Com 18 meses, Sophia já usava o garfo e a colher para se alimentar. Eu ficava ao lado dela ensinando, ajudando e incentivando-a a comer da maneira correta. Ela gostava da novidade, e ficava entretida com a comida. Procurava conversar sobre outros assuntos para não colocar tanto enfoque na comida.

Quando Sophia se cansava, eu a ajudava a se alimentar e deixava-a distrair-se com alguns livros e revistas infantis. Às vezes ela derrubava comida na mesa, fora do prato, no chão, mas eu sempre dizia: "Tudo bem, filha, isso acontece, a mamãe te ajuda, mas precisa ter cuidado, tá?", e ela se sentia à vontade e confiante para tentar novamente. É parte do aprendizado!

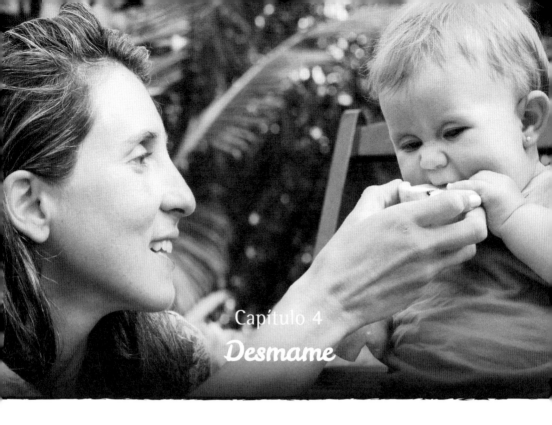

Capítulo 4
Desmame

## 4.1 Quando iniciar o desmame?

O início do desmame se dá no período em que a dieta da criança começa a se expandir com a introdução de novos alimentos, o que, em geral, ocorre aos 6 meses. O bebê passará a ter contato com alimentos sólidos, novos sabores e texturas, além de manter o consumo do leite materno, que, preferencialmente, não deve ser substituído por outros leites até os 24 meses de idade.

### 4.1.1 Por que aos 6 meses?

Os bebês nascem com o reflexo de protrusão da língua, o que facilita pegar o seio da mãe para mamar. Entre os 5 e 6 meses, porém, eles tendem a perder esse reflexo, o que os torna mais aptos a deglutir os alimentos, diminuindo as chances de engasgar.

**132** Introdução Alimentar

Aos 6 meses, o bebê também está com o sistema digestivo, incluído aqui o intestino, mais maduro e preparado para receber a alimentação sólida. Além disso, nesse período, a maioria dos bebês já consegue sentar para comer, é capaz de deglutir o alimento e precisa de mais energia para crescer e se desenvolver. Por isso, o ideal é que a introdução de novos alimentos se inicie quando o bebê completar 6 meses. As mamadas, então, devem ser mantidas apenas como alimento complementar; assim, à medida que novos alimentos sólidos vão sendo introduzidos, a ingestão de alimentos líquidos deve ir diminuindo proporcionalmente.

O desmame precoce, antes dos 6 meses, com a introdução de novos alimentos, pode sobrecarregar os rins e o intestino do bebê, aumentando as chances de ele desenvolver algum tipo de alergia ou deficiência ou ter desidratação. Por outro lado, a introdução tardia de alimentos sólidos pode prejudicar o crescimento e o desenvolvimento do bebê, e aumenta o risco de a criança ter anemia e diarreias. O ideal é que a introdução de alimentos sólidos inicie de fato aos 6 meses completos do bebê.

O período do desmame se inicia com a introdução de qualquer outro tipo de alimento que não seja o leite materno. O período vai desde a introdução de outros alimentos (isso inclui a introdução de leite industrializado no lugar do leite materno) até a suspensão completa do aleitamento materno.

A criança "desmamada" é aquela que não se alimenta mais de leite materno em nenhum momento do dia. O Ministério da Saúde (MS) preconiza que o desmame deve ser iniciado quando a criança completar 6 meses de idade, como dissemos anteriormente, ou seja, deve-se introduzir gradualmente alimentos sólidos no lugar das mamadas, mantendo o leite materno como complemento. Segundo o MS, o desmame deve ser completo quando a criança atingir 24 meses de vida. Algumas mães, porém, mantêm o aleitamento como alimento complementar por mais tempo – essa é uma decisão que deve ser respeitada, é algo muito particular de cada família.

Apesar de as recomendações do MS de manter o aleitamento materno exclusivo e frequente até 6 meses e de forma complementar à alimentação sólida até os 24 meses, a realidade de muitas mulheres não permite seguir essas recomendações. Algumas mães iniciam o desmame quando voltam a trabalhar, por volta dos 4 meses de vida do bebê, ou até antes disso, passando a oferecer-lhe leite industrializado ou fórmulas infantis na mamadeira. Algumas mães começam a introduzir novos alimentos antes mesmo dos 6 meses, e passam a dar leite industrializado na mamadeira como complemento aos alimentos sólidos; outras começam a introduzir alimentos sólidos aos 6 meses, mas preferem passar a dar leite industrializado na mamadeira como complemento.

Enfim, são raras as mães que conseguem manter o aleitamento como complemento até os 24 meses, introduzindo os alimentos sólidos apenas depois dos 6 meses.

Independentemente de quando e de como será feito, porém, o período do desmame é extremamente delicado para a mãe e para o bebê, podendo gerar sentimentos conflitantes em ambos.

Amamentar cria um elo forte entre mãe e filho. Quando a mulher decide iniciar o desmame, introduzindo leite industrializado no copinho ou na mamadeira, além dos novos alimentos, ela pode vir a ter um sentimento de culpa e de perda por deixar de amamentar. Por isso, antes de iniciar a transição do aleitamento para a mamadeira ou para o copinho, pense bem se você está preparada e avalie o momento atual. Além do mais, o ideal é que seja possível manter o aleitamento como complemento dos alimentos sólidos e pular a etapa da mamadeira, indo direto para o copinho infantil (posteriormente, neste capítulo, explico porquê).

Mesmo as mulheres que mantêm o aleitamento como complemento da alimentação do filho podem passar por um período de conflitos e sentimento de perda. Afinal, com a introdução de alimentos sólidos, há uma diminuição gradual da frequência e da duração das mamadas. Algumas mulheres – eu me incluo neste grupo – sentem muita falta do contato físico diário e mais próximo com o filho.

Quando os dentes dos bebês começam a nascer, algumas mães decidem parar de amamentar, com medo de receber mordidas e machucar os seios. Particularmente, não acho que o nascimento dos dentes deva ser um problema para seguir com a amamentação – a criança pode até morder os seios, não porque queira machucar a mãe, mas simplesmente pelo fato de que está testando suas novas habilidades; trata-se de um momento exploratório natural. Ela ainda não sabe que aquilo pode machucar, e, para ela, pode até ser uma sensação gostosa, que alivia o desconforto do nascimento de seus dentinhos. Cabe à mãe, ao ser mordida, reagir com firmeza, mas com amor, e explicar ao filho que não deve fazer aquilo, que morder machuca os seios da mamãe e que, se ele fizer isso de novo, a mamãe terá que parar de amamentar.

### Na prática com Sophia

Eu agi assim com a Sophia quando ela me mordeu pela primeira vez; e ela fez isso mais duas vezes (sempre de leve, nunca me machucando). Quando isso ocorreu, fui firme e falei sério com ela. Depois, isso nunca mais se repetiu, e eu a amamentei até 2 anos e 2 meses.

Foi muito difícil deixar de dar algumas mamadas; chorei algumas vezes e sentia saudade do nosso contato. Além disso, meus seios ficavam cheios aguardando ansiosos o momento de ser esvaziados. Demorou algumas semanas para meu organismo se adaptar aos novos horários das mamadas. Com a introdução alimentar de Sophia, passei a dar três mamadas por dia (ao acordar, no café da manhã; no lanche da tarde; e após o banho, antes de dormir). Duas mamadas foram substituídas pelas refeições de almoço e jantar, e a mamada dos sonhos (22h30) foi eliminada. Veja sugestões de rotina, com horários de mamadas, sono e atividades, no Capítulo 1:"Os desafios de criar um filho".

Amamentar para mim foi um ato de amor incondicional; eu me realizei plenamente no papel de provedora. Foi muito difícil ver que a Sophia já não dependia tanto da minha nutrição para estar alimentada e satisfeita. À medida que ela crescia, diminuía a importância do aleitamento.

Deixar a mamada dos sonhos (22h30) foi especialmente difícil. Era muito gostoso pegá-la no berço, ainda dormindo, colocá-la em meu colo e deixar que ela achasse o seio pelo olfato e intuição. Ela mamava dormindo, fazia uns sons muito gostosos e únicos de satisfação e alegria. Após mamar, eu a colocava de volta no berço ainda dormindo e ia dormir realizada e feliz, pois sabia que teria umas boas horas de sono – Sophia estava satisfeita e bem nutrida em seu berço.

No período em que amamentei minha filha, sentia-me extremamente bonita e importante. Era um grande prazer ter esses momentos com meu bebê em meus braços; algo só nosso, muito especial! Agradeço a Deus por esta oportunidade maravilhosa.

# 4.1.2 Dicas importantes sobre o desmame

A seguir, alguns toques para que o desmame ocorra naturalmente e sem traumas:

- Mantenha as mamadas principais de almoço e jantar nas primeiras semanas de introdução alimentar.
- Vá substituindo lentamente o leite materno pelos alimentos sólidos nos horários das refeições de almoço e jantar.
- Não ofereça o leite juntamente com as refeições de almoço e jantar; se precisar oferecer no início, espere pelo menos trinta minutos após o término da refeição para amamentar seu bebê.
- O alimento deve ser oferecido em média duas horas após a última mamada.
- O ideal é esperar pelo menos uma hora após o alimento sólido para dar a próxima mamada.
- Dê as mamadas como complemento nos lanches, café da manhã e ceia.
- Mantenha as mamadas complementares no café da manhã e na ceia da criança até os 24 meses.
- A partir de 15 meses, de vez em quando, ofereça para a criança bebidas vegetais de arroz, quinoa, avelã, amêndoas etc., desde que esses alimentos já tenham sido introduzidos na alimentação da criança. Isso ajudará a familiarizar a criança com os sabores dos leites vegetais, para prepará-la para o momento em que o desmame irá se completar, aos 24 meses.
- Se quiser oferecer fórmula infantil, converse com o pediatra e o nutricionista especialista em nutrição funcional sobre qual seria a melhor opção para o seu bebê.

Agora, para alimentar o bebê com segurança, siga estas dicas:

- Esquente o alimento sempre em banho-maria, em recipientes de vidro.
- Não use micro-ondas.
- Sempre use utensílios livres de Bisfenol-A (BPA Free).
- Se possível, compre recipientes de inox e vidro para armazenar, esquentar e oferecer a comida para a criança (existem muitos compostos tóxicos nos utensílios feitos de plástico, como já ex-

plicamos no Capítulo 3: "Ensinando bons hábitos alimentares e desenvolvendo a capacidade da criança de comer sozinha").

♦ Utilize água mineral para cozinhar os alimentos para o bebê.

♦ Verifique a temperatura do alimento antes de oferecer ao bebê.

♦ Não assopre a comida do bebê, você pode transmitir germes, vírus e bactérias que o organismo do bebê ainda não tem anticorpos para combater.

♦ Não coma na mesma colher em que o bebê come, pelo mesmo motivo.

♦ Preste atenção na data de validade dos produtos, e higienize bem os alimentos em água corrente.

## 4.2 Por que não dar leite de vaca ao seu filho e manter o leite materno até o final do desmame, aos 24 meses

A Sociedade Brasileira de Pediatria recomenda que não seja oferecido leite de vaca ou de soja para crianças menores de 12 meses. Em caso de pais ou irmãos alérgicos, não se deve oferecer leite de vaca e de soja para o bebê até os 24 meses de idade.

Segundo a Organização Mundial da Saúde (OMS), o leite materno é o leite indicado para o ser humano nos primeiros dois anos de vida – aleitamento exclusivo e frequente por seis meses e complementar até os 2 anos, pois é rico em ácidos graxos de cadeia longa, que são gorduras importantes para o desenvolvimento cerebral.

O seu principal açúcar é a lactose, porém, mais de trinta açúcares já foram identificados em sua composição, como a galactose, a frutose e os oligossacarídeos. Também contém maiores quantidades de aminoácidos essenciais de alto valor biológico, como a cistina, e aminoácidos como a taurina, que não são encontrados no leite de vaca e são fundamentais para o crescimento e o desenvolvimento do sistema nervoso central. Isso é particularmente fundamental para os prematuros, que não têm as enzimas necessárias para a produção da taurina.

Além de todos esses benefícios, o leite materno é rico em anticorpos, células de defesa do organismo, e é através do aleitamento que o bebê recebe elementos importantes para compor seu sistema imunológico.

Em relação ao leite de vaca:

- É apropriado para bezerros.
- Causa maior incidência de refluxo, gases e cólicas.
- Contém proteínas de difícil digestão.
- Contém vitaminas e minerais em desequilíbrio, podendo causar deficiências de zinco, ácido fólico e w-3.
- A biodisponibilidade dos nutrientes é prejudicada.
- Seu consumo aumenta o risco de anemia e hipocalcemia (deficiência de ferro e cálcio).
- Aumenta o risco de micro-hemorragias.
- Aumenta o risco de cáries.
- Pode levar à má dentição e mordida prejudicada devido ao uso de mamadeira.
- A criança fica mais suscetível a infecções e doenças.
- A flora intestinal do bebê pode ser prejudicada.
- Possui alta carga de solutos, causando sobrecarga renal ao bebê.
- Há a necessidade de dar água para o bebê.
- Aumenta o risco de desidratação para o bebê.
- Aumenta o risco de obesidade e desnutrição para o bebê.
- Aumenta o risco de contaminação no leite.
- Possui elementos imunológicos insuficientes para o bebê.
- Reduz o desenvolvimento cognitivo, motor e psicossocial do bebê.
- É inadequado ao desenvolvimento e ao crescimento da criança.
- Sua sucção não é nutritiva, não tem sincronização nos movimentos de sucção, deglutição e respiração.
- Há menor vínculo entre mãe e filho.
- pH inadequado na boca, diminuindo a secreção salivar.

**138** Introdução Alimentar

- Impede o desenvolvimento do maxilar, dificulta a erupção e o alinhamento dos dentes do bebê.
- A criança fica preguiçosa para mastigar.
- O bebê nasce com o sistema digestivo, incluído aqui o renal, imaturo para digerir outros leites que não o materno.
- A digestão demorada do leite de vaca faz o bebê dormir muito, pois gasta energia em excesso tentando digerir, o que deixa o bebê mais cansado e apático. Além disso, o resíduo da digestão demorada do leite facilita a proliferação de germes, crescimento bacteriano indesejável na flora intestinal.
- Há perda de vitaminas no processo.
- A criança precisa de suplementação de vitamina K, pois a flora intestinal alterada não produz esta vitamina adequadamente.

O ideal, então, como vimos, é evitar dar outros leites para o seu bebê. Porém, se houver necessidade, converse com um nutricionista especialista em nutrição funcional ou com seu pediatra. Até os 8 meses, fórmulas parcialmente hidrolisadas são boas opções, e, após os 8 meses, a criança pode consumir bebidas de arroz e quinoa, caso o arroz e a quinoa já tenham sido introduzidos em sua alimentação. Após a introdução das castanhas e da aveia, as bebidas à base desses alimentos também já podem ser oferecidas à criança.

Caso precise parar de amamentar durante o dia, mantenha as mamadas da manhã, ao acordar, e da noite, antes de dormir.[6] Nos horários

---

6 A mamada dos sonhos (entre 22h e 23h) deve ser retirada perto dos 7 meses. Para dar essa mamada, a mãe não precisa acordar o bebê; basta pegá-lo delicadamente do berço, estimular lentamente o reflexo de sucção, passando o bico do seio, ou da mamadeira, ou o dedo limpo na boquinha do bebê. Alimente-o e coloque-o de volta no berço, sem precisar arrotar, pois ele tende a estar extremamente relaxado. Essa mamada deve ocorrer entre 22h e 23h para prevenir que o bebê acorde durante a noite com fome, além de fornecer um reforço de nutrição e calorias no período de sono mais prolongado. A partir do momento em que o bebê já faz todas as refeições, consumindo mais calorias e alimentos durante o dia, a mamada dos sonhos pode começar a ser retirada gradativamente. Diminua aos poucos a quantidade de leite oferecido na mamada dos sonhos e aumente a ingestão durante o dia. Em média em três ou quatro dias a mamada dos sonhos pode ser excluída da rotina da criança.

das mamadas durante o dia, bombeie o leite por 15 minutos no primeiro dia, por dez minutos no segundo e por cinco minutos no terceiro dia. Isso é importante para evitar que os seios fiquem empedrados. O organismo se acostuma rapidamente ao novo volume de produção necessário para nutrir o bebê.

## 4.2.1 Mas, sem tomar leite, como ingerir cálcio?

O cálcio é um mineral que tem funções importantes para o organismo. Ele atua na formação estrutural dos ossos e dos dentes, juntamente com a vitamina K, e também no sistema circulatório, auxiliando a coagulação sanguínea.Tem ainda grande importância para o estabelecimento do equilíbrio orgânico, juntamente com o fósforo. O cálcio também coordena as ações do sódio e do potássio na contração muscular do coração.

Além disso, ele atua em outras funções orgânicas importantes para o equilíbrio do organismo humano.

O cálcio é um mineral encontrado em diversas fontes alimentares, em leguminosas (grão-de-bico, lentilha, feijões etc.), sementes (gergelim, girassol, abóbora, chia, linhaça etc.), vegetais verde-escuros, tahine, algas, cereais integrais (quinoa, amaranto, arroz etc.), leite materno, bebidas acrescidas de cálcio, leite e derivados, entre outras fontes.

O cálcio fornecido através do leite e seus derivados tem alta biodisponibilidade, é verdade, mas os leites e seus derivados não são boas fontes alimentares de cálcio. Sua ingestão alcaliniza o sangue e o estômago, além de acidificar o sangue. Por estarem em desequilíbrio, intestino e estômago não absorvem os demais nutrientes adequadamente, e com isso faltam vitaminas e minerais importantes para a adequada utilização do cálcio fornecido pelo leite e derivados. Isso leva a um desequilíbrio orgânico, e para reequilibrar o pH do corpo o organismo passa a retirar cálcio e outros minerais dos ossos para equilibrar o pH sanguíneo e torná-lo ácido novamente, acarretando uma desmineralização óssea. Mais de vinte nutrientes participam da formação óssea; sem esses nutrientes, fica difícil haver formação óssea adequada.

Por essas e outras razões, prefira oferecer ao seu filho outras fontes alimentares de cálcio, que irão suprir as necessidades diárias do bebê e proporcionar uma formação óssea adequada.

## 4.3 Como introduzir o copinho infantil

Para adaptar a criança ao uso do copinho infantil – mais adequado que a mamadeira –, quando ela tiver uns 5 meses, comece a oferecer um pouco do leite ao qual ela está acostumada no copinho infantil, principalmente na mamada da manhã.

O copinho infantil é mais indicado para o bebê porque tem uma válvula que controla o fluxo do líquido, que só sai se a criança sugar forte. Além disso, a criança poderá segurá-lo sozinha, sem o perigo de engasgar – a prática precisa ser diária para o bebê se acostumar.

Alguns bebês preferem os copinhos com canudos (os alimentados no peito), outros preferem com válvulas (os alimentados com mamadeira), escolha o mais adequado ao seu bebê e não troque.

Para um treinamento mais tranquilo, sente o bebê de lado no seu joelho e faça-o segurar o copinho, ajudando-o a levar o copinho até a boca. Aja de maneira descontraída e alegre, não torne esse momento tenso nem obrigatório. Não force o bebê; caso ele resista por mais de cinco minutos, espere uma hora e tente novamente. Se precisar, tente várias vezes no mesmo dia.

Comece oferecendo só um pouquinho de leite (28 g) para não pesar o copinho e para o bebê conseguir segurá-lo e levantá-lo. Não ofereça suco, pois o bebê pode se recusar a beber leite no copinho, se ele se acostumar só com o suco. Além disso, não é indicado dar suco para crianças de 5 meses.

Quando o bebê se acostumar com o copinho, aumente a quantidade de leite aos poucos até começar a dar outros líquidos também. Uma dica para aumentar a aceitação do bebê é iniciar com água de coco fresca, depois água mineral e por último sucos (veja o momento ideal para oferecer sucos de frutas naturais nos capítulos sobre introdução alimentar). Deixe que o bebê segure o copinho, ele aprenderá rápido como utilizá-lo.

Não substitua as mamadas pelo copinho; é importante manter o contato com o bebê e oferecer o peito para amamentá-lo. O leite será oferecido no copo apenas para acostumar o bebê a beber líquidos no copinho e não na mamadeira. Em alguns momentos, o uso do copinho será necessário.

A partir dos 6 meses, os líquidos podem ser oferecidos também através do canudinho e da colher, não só do copinho. Isso estimula o movimento maxilar e de sucção do bebê.

# 4.4 A introdução dos alimentos sólidos

Como já disse anteriormente, aos 6 meses o bebê já está com o sistema digestivo, incluído aqui o intestino, mais preparado para receber os alimentos sólidos. A criança já consegue se sentar para comer, é capaz de deglutir o alimento e precisa de mais energia para crescer e se desenvolver. Por isso, o ideal é que a introdução de novos alimentos se inicie quando o bebê completar 6 meses (para bebês em aleitamento) ou aos 5 meses completos (para bebês alimentados com outros leites ou fórmulas).

As mamadas devem ser mantidas como alimento complementar, e, à medida que novos alimentos sólidos forem sendo introduzidos, a ingestão de alimentos líquidos deve ir diminuindo (veja mais sobre introdução alimentar nos próximos capítulos).

Os alimentos sólidos não fazem o bebê dormir melhor ou por mais tempo, isso é mito. O bebê pode estar com o estômago cheio somente de leite materno – sem necessidade de alimentos sólidos –, e ainda assim poderá dormir por um longo período. Outro mito é dar alimentos sólidos antes do tempo para bebês com refluxo; isso só vai aumentar as chances de ele ficar constipado, causando um novo problema para os pais.

Há alguns fatores que devem ser levados em conta para verificar se seu filho está preparado antes do tempo, antes de completar 6 meses, para receber alimentos sólidos. São eles:

- ◆ Ele tem estado com muita fome – mesmo depois de terminar a mamadeira ou esvaziar os dois seios, ainda parece faminto.
- ◆ Um bebê com 4 meses ou mais não precisa mamar no meio da noite. Se o bebê sempre acorda parecendo faminto, aumente a ingestão de leite durante o dia. Caso ele ainda acorde com fome, pode ser indício de que precisa de alimentos mais consistentes.
- ◆ Coloque uma colher delicadamente na boca do bebê, se ele empurrar a colher para fora com a língua, ele ainda tem o reflexo de protrusão e tenderá a sugar a colher caso tente alimentá-lo.

Espere mais um pouco para que o seu bebê esteja preparado para deglutir os alimentos.

♦ A partir do 4 meses, alguns bebês começam a se interessar pelo que comemos, uns até salivam e imitam os movimentos da mastigação. Apesar disso, aguarde mais um pouco, pois a criança pode ainda ser muita pequena para digerir e deglutir (faça o teste anterior).

♦ Os bebês que já conseguem sentar estão mais preparados para começar a comer. Eles conseguirão deglutir com mais facilidade, pois têm pescoço e costas mais firmes.

♦ Os bebês que conseguem pegar as coisas e levar à boca estão mais preparados para iniciar a introdução de novos alimentos.

♦ Bebês com 4 meses pesando acima de 7,5 quilos tendem a aceitar melhor a introdução de alimentos mais consistentes.

# Dica

Para tirar uma dúvida que geralmente as mães têm, explico aqui o que é regurgitação (pôr para fora o excedente, especialmente o conteúdo gástrico) e refluxo gastresofágico (o retorno do conteúdo do estômago para o esôfago em direção à boca, causando dor e inflamação).

Regurgitação *versus* refluxo gastresofágico
▸ Regurgitação são episódios de regurgitação fisiológica em crianças saudáveis menores de 2 anos.
▸ Refluxo são alterações estruturais, infecciosas, metabólicas, neurológicas e alérgicas responsáveis pelo retorno do conteúdo gástrico ao esôfago ou decorrente de distúrbio funcional do TGI proximal. Pode ocorrer devido à alergia ao leite de vaca e/ou a outros antígenos alimentares. É preciso uma avaliação médica para detectar suas causas.

## *Na prática com Sophia*

### Desmame completo (exclusão total do aleitamento)

Planejei-me para que, quando Sophia completasse 24 meses, ocorresse o desmame completo.

Com 1 ano e 9 meses, ela ainda mamava pelo menos três vezes ao dia: no café da manhã, no lanche, da manhã ou da tarde, e à noite, antes de dormir. O leite materno era um complemento maravilhoso para ela nesses períodos – era o leite matinal, a bebida do lanche e sua ceia. Sophia recebeu esse maravilhoso alimento tempo suficiente para formar um sistema imunológico forte e poderoso. Além disso, o aleitamento nos aproximou muito como mãe e filha. Amamentar foi um ato de amor, cumplicidade, doação; formei com minha filha um vínculo profundo e inabalável. Passávamos muito tempo juntas, nos olhando, nos acariciando, nos amando, era uma delícia, lindo. Por isso, sabia que seria muito difícil deixar de amamentá-la – antes de ser um ato físico, era um ato emocional.

Quando Sophia completou 1 ano e 9 meses, tentei cumprir o que havia planejado, ou seja, tirar uma mamada por mês para que, a partir dessa data, quando completasse 24 meses, estivesse desmamada. No primeiro mês, tentei fazer que ela deixasse de mamar no lanche da manhã, antes da soneca, achei que essa era a mamada mais fácil de tirar – assim, comecei por ela. Tentei substituir a mamada por bebida vegetal (fazia um rodízio entre leite de arroz, de macadâmia, de aveia, de amêndoa etc.), pois já havia introduzido essas bebidas a sua rotina alimentar, e ela tinha gostado. Introduzi a bebida na temperatura morna, próxima da temperatura do leite materno, para facilitar o processo de transição. Oferecia a bebida no copinho em que ela estava acostumada a usar. Nos primeiros dias, Sophia aceitou bem, mas quando percebeu que, ao aceitar o copinho com a bebida morna, ela não era amamentada, começou a rejeitar qualquer outra coisa que não fosse o peito.

Ela pedia para mamar; quando eu oferecia o copinho, ela chorava, mostrando claramente seu descontentamento – e sabia se expressar muito bem. Para mim, era difícil vê-la chorando, pedindo para mamar. Eu ainda não estava preparada para ser firme e, assim, passar sem tantos traumas por esse processo. Era muito gostoso estar com ela no colo, ter nossa troca de carinho, achava também maravilhoso esse momento nosso. Ela falava "Mamãe, mamá, nani", como se estivesse pedindo: mamãe, quero mamar, quero aconchego.

Como a primeira tentativa de iniciar o desmame da Sophia falhou, pois não consegui ser firme o suficiente, eu e meu marido planejamos uma viagem de oito dias (só nos dois), para então desmamá-la. Achei que, ficando longe dela por algum tempo, quando voltasse seria mais fácil, estaria mais bem preparada para seguir em frente. Na verdade,

**144** Introdução Alimentar

minha vontade era que, num passe de mágica, ela não se lembrasse mais de pedir o "mamá" quando eu voltasse da viagem.

Sophia ficou com meus pais durante esse período. Foram uns dias difíceis, principalmente porque eu sabia que, ao voltar, teria de ser firme e não oferecer o peito novamente de maneira alguma. Fiquei angustiada; sentia um vazio bem grande. Durante a viagem, meus seios ficavam cheios de leite, tive que usar a bombinha para extrair o leite quase todos os dias.

Quando voltei, consegui ficar um dia sem amamentar; mas ela pediu, chorou, gritou... e eu dei. Decidi esperar um pouco mais, tentar explicar melhor para ela e me preparar melhor também. Emocionalmente, eu ainda não estava preparada para a ruptura. Amamentar era um momento especial nosso, muito gostoso, que eu amava; não era desconfortável, não era difícil, nem me atrapalhava em nada. Muito ao contrário, nós duas gostávamos, e assim resolvi esperar mais um pouco para concluir o desmame.

Não existe regra; do mesmo modo como algumas mulheres deixam de amamentar uma criança de poucos meses ou dias de vida, outras param de amamentar bem depois de a criança completar 24 meses. Deve-se respeitar a individualidade de cada mãe e sua relação com o filho. Eu queria parar de amamentar, porque planejava engravidar novamente. Muitas mulheres engravidam amamentando, mas como eu já tivera dificuldade para engravidar da Sophia, alguns profissionais da saúde que consultei me recomendaram parar de amamentar para aumentar a chance de eu engravidar novamente. Eu ainda não tinha menstruado depois de ter Sophia, portanto não estava ovulando, o que impossibilita uma gestação. Só com outro milagre eu engravidaria desta maneira!

Em junho de 2013, quando Sophia completou 2 anos e 1 mês, surgiu a oportunidade de viajar com meu marido novamente. Ele ia trabalhar uma semana em Nova York, e eu poderia ir junto para fazer alguns cursos extras de gastronomia no Natural Gourmet Institute of Culinary & Arts, onde me formei em gastronomia, em 2009. Seria uma viagem especial para curtir com meu marido, estudar, e poderia ser a terceira tentativa de desmamar a Sophia. Não que amamentar me incomodasse, como já expliquei anteriormente, mas, para mim, esse era o momento, em razão de minha vontade de engravidar novamente. Sentia que precisávamos finalizar este ciclo.

Durante a semana em Nova York, tomei um remédio homeopático para diminuir a produção de leite, para secar mesmo, pois sempre que ficava longe da Sophia, sempre que ela não mamava, meus seios ficavam cheios e doloridos. Precisava tirar um pouco de leite para diminuir a dor. Durante esta viagem, fiquei mais tranquila, estava mentalmente mais bem preparada para o desmame.

Quando voltei para casa, encontrei Sophia com febre, doente, se alimentando mal. Ela pediu para mamar, chorou bastante, e não aguentei. Não me senti culpada nem triste por mais uma tentativa frustrada. Não fiquei arrependida de amamentar; foi o que meu coração me mandou fazer, e eu segui. Não queria que o desmame fosse um

Desmame **145**

processo bruto, uma ruptura imposta à força, em que eu a deixasse chorando até cansar, até perceber que não teria mais o peito. Não tinha a expectativa de que ela entendesse, ela tinha só 2 anos, e mamava desde o nascimento, não ia entender assim de imediato por que não podia mais mamar.

Geralmente, quando ela acordava e eu entrava em seu quarto, de manhã, Sophia olhava para mim e falava: "Mamãe, senta [na cadeira deamamentar], mamá". Ela já acordava pedindo o peito; tinha que amamentar antes mesmo de trocar sua fralda. Era algo bem forte entre nós, uma troca gostosa de carinho.

Antes de iniciar mais uma tentativa de completar o desmame, eu e meu marido conversamos sobre que estratégia iríamos usar. Eu não queria que o processo fosse à força, nem traumático. Não queria simplesmente tirar o peito dela, mas sim estabelecer um novo ritual na hora de acordar e de dormir, uma nova rotina do sono, uma nova rotina para a amamentação. Uma rotina em que ela não sentisse que estava perdendo algo, mas sim substituindo. Achava que assim ela aceitaria melhor este processo e passaria mais tranquila por tudo isso.

A primeira decisão que tomamos foi a de não ficar falando para ela que não teria mais "mamá", não queria ficar usando as frases "Chega de mamar", "O mamá acabou", "Já deu o tempo" etc. Achei que isso criaria tensão e ansiedade desnecessárias em uma criança de 2 anos de idade, ela se sentiria ameaçada e insegura.

Iniciamos o processo de desmame no final das férias de julho, Sophia estava com 2 anos e 2 meses. Passamos dois dias contando histórias para ela de crianças que pararam de mamar, estavam mocinhas, já dormiam na caminha, tomavam leite no copinho, com um tom de conquista, otimismo e alegria. Mostramos livrinhos em que menininhas tomavam leite no copinho no colo da mamãe e ouviam historinhas antes de dormir. Ela foi incorporando a ideia. Eu brincava com ela de mamãe e filhinha, ela esquentava o "leite" para mim, eu deitava na cama, bebia, elogiava, dizia que estava uma delícia, fechava os olhos e dormia. Ela começou a gostar e a querer também.

Logo cedo, passei a dar a bebida de arroz, macadâmia ou amêndoa morna no copinho, além da fruta e algum carboidrato sem glúten (pão, bolacha, bolo, tapioca etc.). Quando ela acordava de manhã, eu já entrava no quarto dela com o copinho com a bebida morna, pegava um livrinho, sentava na cama dela, entregava o copinho em suas mãos e começava a contar uma história. Tentava distraí-la para que não se lembrasse do "mamá". Ela bebia no copinho e ouvia a história atentamente, aceitando bem o processo.

Na soneca diurna (antes do almoço e da escola), eu entrava com ela no quarto, colocava a roupa de dormir, pegava-a no meu colo, contava uma historinha, dava a bebida morna no copinho e colocava-a na cama, dava um beijo e dizia que era hora de dormir. Ficava ao lado da cama cantando e fazendo cafuné. Fazia isso porque ela estava acostumada a dormir mamando, junto comigo, por isso achei importante estar ao seu lado para que ela se sentisse tranquila e segura para

146　Introdução Alimentar

dormir. Ela pedia: "Mamãe, fica aqui", e eu ficava ao lado dela até que começasse a pegar no sono – em média vinte a trinta minutos.

A mamada da noite foi a mais difícil, Sophia, na maioria das noites, adormecia mamando. Algumas vezes ela parava de mamar e ainda não tinha dormido. Eu, então, a colocava na cama, dava um beijo e dizia que era hora de dormir. Ela reclamava um pouco, tinha dias que chorava alguns segundos, mas logo começava a cantar, conversar com o Buba (ovelha de pelúcia) e o Bunny (coelho de pano), seus amiguinhos que ficavam com ela na cama, e dormia. Ela se virava para lá, para cá, até adormecer.

À noite, ao sair do banho, ela já começava a pedir o "mamá". Enquanto a gente colocava a roupa, ela ficava agitada, ansiosa, pedindo o "mamá".

Para tirar essa mamada, precisei muito da ajuda do meu marido. Procuramos fazer o processo da melhor maneira possível, pois sempre tentei ensinar Sophia a dormir sem o peito, mas sem sucesso – ela mamava antes de ir para a cama e quase sempre adormecia mamando.

A estratégia da noite foi semelhante à da soneca antes do almoço, mas com uma ajuda essencial do meu marido. Dávamos banho nela, eu esquentava o "leite", trocávamos Sophia e sentávamos todos juntos na cama. Ela ficava no meu colo, escolhia uma historinha, eu dava o copinho com o leite em suas mãos, e meu marido contava a história. Fazíamos a oração, ela ganhava um beijo do papai e da mamãe e eu a deitava na cama. Meu marido apagava a luz, eu ligava as canções de ninar, fazia cafuné e cantava para ela. Na maioria das noites, em média em vinte minutos ela adormecia tranquilamente. Às vezes eu saía do quarto com ela ainda acordada, aí ela chorava um pouco, mas logo se acalmava e dormia.

Eu fiquei tão orgulhosa de Sophia, por sua postura e "maturidade" demonstradas em todo o processo de transição. Ela não sentia que tinha perdido algo, ainda tinha o contato físico com a mãe, tínhamos a companhia uma da outra, carinho e atenção. Minha alegria foi imensa com os resultados. É claro que tivemos que ser persistentes, mantivemos a nova rotina todas as noites, tivemos que ter paciência, resistir às recaídas, mas no final nós três nos saímos muito bem. Não foi um processo de ruptura bruto nem traumático. Meu coração não ficou apertado, e minha filha pôde passar pela transição com segurança, sentindo-se amparada e apoiada. Isso foi muito importante. Que alegria, que sensação de vitória, que paz maravilhosa vê-la sair-se tão bem!

Nos meses que se seguiram, Sophia não pediu para mamar; ela apenas demonstrava carinho pelos meus seios (queria dar beijinho, fazer carinho). O único porém foi que ganhei dois quilos no mês em que desmamei a Sophia. Não tinha problema com peso, mas é algo a considerar. Quando você for desmamar seu filho, saiba que queimará menos calorias durante o dia e, provavelmente, se não quiser engordar, você terá de comer menos ou fazer mais exercícios.

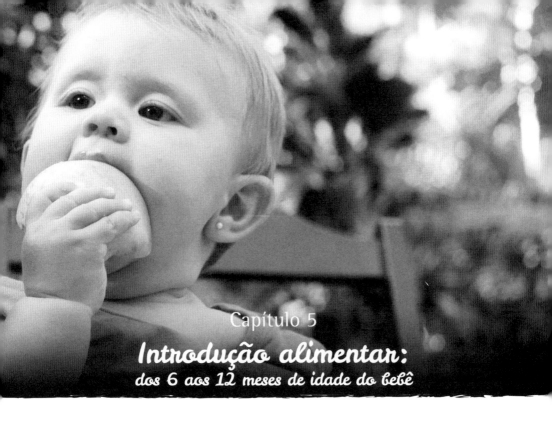

# Capítulo 5
## Introdução alimentar:
### dos 6 aos 12 meses de idade do bebê

A partir dos 6 meses de idade (para bebês em aleitamento) ou aos 5 meses completos (para bebês alimentados com outros leites ou fórmulas), o leite deixa de ser suficiente para satisfazer todas as necessidades do organismo do seu bebê. Assim, é preciso começar uma nova fase em sua alimentação, deixando o leite como alimento complementar.

Como você poderá perceber, a introdução dos alimentos sólidos, porém, deve ser iniciada de forma gradual, em que os alimentos são oferecidos aos poucos, de forma lenta, em horários preestabelecidos, para que essa nova rotina seja facilmente incorporada ao dia a dia do bebê, sem sobressaltos para ele, e sem tantas surpresas desagradáveis e preocupações para os pais e seus cuidadores. (Veja quais alimentos são recomendados posteriormente, neste livro, nas tabelas ao longo do Anexo I: "Recomendações de alimentos para a introdução alimentar".)

Neste capítulo, você encontra dicas e sugestões com horários determinados para a rotina dos bebês dos 6 aos 12 meses – sono, alimentação e atividades.

# 5.1 Dicas importantes para ajudar na nova fase da alimentação do bebê

A seguir, dou algumas dicas gerais importantes para a introdução alimentar do bebê, e também dicas específicas para as primeiras semanas dessa nova fase, para que tudo saia dentro do esperado. Vá com calma, e colha os benefícios de mais essa etapa de crescimento de seu filho.

## 5.1.1 Dicas gerais

- O ideal é oferecer o leite pelo menos uma hora e meia após as refeições de almoço e jantar.
- Nunca ofereça os alimentos contraindicados antes de 12 meses de idade (veja os alimentos mais indicados no Anexo I, no final do livro).
- Complemente o lanche da tarde com o leite (mamada ou mamadeira).
- Ofereça a papa salgada pelo menos uma hora e meia após a última mamada.
- Não faça sopão.
- Não use liquidificador para bater os alimentos.
- Evite os alimentos industrializados e congelados; faça preparações caseiras e frescas.
- Aumente a quantidade de acordo com a aceitação dos alimentos pelo bebê – lembre-se de que cada bebê tem seu próprio tempo e apetite.
- Considere aprovados os alimentos que foram aceitos e não provocaram alergia alguma.
- Se o bebê rejeitar algum alimento, depois de você insistir por dois dias consecutivos, deixe-o de lado e volte a oferecê-lo depois de pelo menos uma semana. Caso ele rejeite novamente, espere mais um tempo para voltar a oferecê-lo.
- Os alimentos novos devem ser oferecidos por dois dias consecutivos, depois respeite um descanso de pelo menos quatro dias para

repetir o mesmo alimento – inclusive aqueles alimentos que foram bem-aceitos.

- Não ofereça líquidos com as refeições de almoço e jantar.
- Ofereça um pouco de água ou água de coco antes das refeições de almoço e jantar para tirar um pouco a sede do bebê; espere pelo menos 15 minutos para iniciar a refeição.
- A criança de 6 a 12 meses de idade toma em média 800 ml de líquidos, incluindo leite, água de coco, água e líquidos ingeridos através de alimentos.
- O ideal é oferecer água de coco e água 45 minutos após o almoço e o jantar e durante todo o dia – só evite líquidos durante ou logo após as refeições.
- O local de alimentação deve ser calmo e silencioso, sem televisão nem som alto. A criança deve ter a atenção voltada para a comida.
- Use sempre caneca, copo ou colher para oferecer água ou água de coco ao bebê.
- Evite usar mamadeira ou chupeta.
- Preste atenção aos alimentos permitidos e sugeridos que podem ser utilizados em cada etapa da introdução alimentar.
- Sempre prove os alimentos antes de servir para verificar sabor e temperatura.
- Evite utilizar os alimentos que não estão nas tabelas do Anexo I.
- Ofereça ao bebê uma colher de chá de óleo de linhaça ou óleo de chia diariamente, intercalando, um dia óleo de linhaça, outro dia óleo de chia.

## 5.1.2 Dicas para a primeira semana da introdução alimentar

- Caso seu bebê tenha menos de 6 meses completos ou você queira fazer uma introdução alimentar mais lenta e gradual, nos primeiros dois dias dê uma papa de arroz japonês bem cozido misturada com um pouco de leite materno, isso tende a estimular o bebê a aprender a deglutir com um sabor familiar, o que diminui as chances de ele rejeitar o alimento.

- O bebê pode apresentar ainda o reflexo de protrusão, no qual ele empurra para fora com a língua tudo que é colocado na boca, dificultando a aceitação de alimentos dados com a colher. Isso não significa que ele não gostou do alimento oferecido; você pode insistir, sem problemas.

- No terceiro dia, inicie a introdução alimentar fazendo uma papa que combine um legume e um carboidrato (veja as opções de legumes e carboidratos no Anexo I) e repita cada combinação por dois dias consecutivos, percebendo aceitação e reações do organismo.

- Inicie a introdução alimentar na mamada da hora do almoço, por volta das 11h, pelo menos uma hora e meia após a mamada da manhã.

- No horário da mamada das 11h, ofereça primeiro a papa salgada. Quando a criança demonstrar que não quer mais a papa, distraia-a por uns trinta minutos e complemente com a mamada. Isso porque, no começo, a criança ainda não come o suficiente para satisfazê-la, assim a mamada ainda é necessária como complemento, mas não deve ser dada logo em seguida da papa para que o bebê não associe a mamada à refeição. Além disso, os bebês sempre vão preferir o leite, que já é um alimento familiar.

- A higiene dos alimentos, do preparo e dos utensílios é fundamental para evitar contaminação e doenças.

- Para preparar a papa, use a princípio sal marinho e azeite de oliva extravirgem para temperar (veja nos Anexos II e III como preparar papas salgadas).

- Cozinhe bem os alimentos com água filtrada em panela de vidro ou inox, amasse com o garfo e passe em uma peneira grossa, se necessário.

- No início, o bebê come em média uma colher de sobremesa por refeição.

- Siga essas recomendações por uns sete dias (ou uma semana) ou até o bebê se adaptar às papas e ter experimentado alguns novos alimentos.

♦ No início, se necessário, passe os alimentos em uma peneira grossa antes de oferecê-la ao bebê. O ideal é não ter fibras, fiapos, pedaços com que o bebê possa engasgar.

♦ A mãe deve sentar-se de frente para o bebê para alimentá-lo. Sente-o no cadeirão ou na cadeirinha (veja o Capítulo 3:"Ensinando bons hábitos alimentares e desenvolvendo a capacidade de comer sozinho").

♦ Procure oferecer água, chás (erva-doce, camomila, erva-cidreira, hortelã, melissa, anis e funcho) e água de coco nos intervalos entre as refeições e lanches, mas evite no início os sucos.

♦ Fale com o pediatra ou um nutricionista sobre a necessidade de suplementação com vitamina A, vitamina D, ferro, vitaminas C e B12 (caso seja adotada uma alimentação vegetariana para o bebê – veja mais detalhes no Capítulo 2:"A importância da boa alimentação").

## 5.1.3 Dicas para a segunda semana da introdução alimentar

♦ Acrescente à papa salgada (legumes + carboidrato) um vegetal (veja as opções de vegetais no Anexo I), fazendo um rodízio entre eles (veja o modo de preparo de vegetais no Anexo II).

♦ Provavelmente ainda é necessário complementar a refeição com a mamada uns trinta minutos após ter oferecido a papa.

♦ Faça isso durante mais uns sete dias.

♦ Continue mantendo as outras dicas dadas anteriormente.

## 5.1.4 Dicas para a terceira semana da introdução alimentar

♦ Mantenha a papa salgada no almoço (carboidrato + legumes + vegetal). Mas vá diminuindo gradativamente a oferta de leite perto do almoço até parar por completo. Mantenha a oferta de leite nos outros horários.

**152** Introdução Alimentar

- Para preparar a papa, comece a utilizar aos poucos ervas frescas, alho ou cebola (se quiser; em minha opinião, prefiro que não sejam usados ainda, pois podem ser um pouco irritantes para o estômago do bebê), sal marinho e azeite de oliva extravirgem para temperar (veja modo de preparo para papa salgada no Anexo II, e sugestões de alimentos no Anexo I).
- Inicie no lanche da manhã, às 9h, a introdução de frutas macias que possam ser raspadas ou amassadas com mais facilidade (veja as opções de frutas no Anexo I). Opte também por dar algumas frutas cozidas – a maçã, por exemplo, é mais bem-aceita se estiver cozida.
- Inicie a introdução de frutas com pequenas quantidades, no máximo quatro colheres de chá ou duas de sobremesa, mas, se o bebê quiser mais, você pode dar.
- Aumente a quantidade de frutas de acordo com a aceitação do bebê.
- Se houver necessidade, no início passe as frutas na peneira grossa.
- Experimente introduzir uma fruta de cada vez por dois dias consecutivos.
- Evite as frutas cítricas (laranja-pera, laranja-lima, grapefruit, limão e mexerica, abacaxi, maracujá, morango e kiwi), pois têm potencial alergênico e inflamatório.
- Ainda não ofereça frutas combinadas (duas ou mais).
- Não coloque açúcar, mel, melado nem frutose em nada. Deixe a criança sentir o sabor das frutas, que são naturalmente doces.
- Ofereça água, chás (erva-doce, camomila, erva-cidreira, hortelã, melissa, anis e funcho) e água de coco nos intervalos entre as refeições e lanches, mas ainda evite os sucos de frutas.
- Continue mantendo as outras dicas dadas anteriormente, sempre respeitando as regras básicas da introdução alimentar (introduza os novos alimentos por dois dias consecutivos, ficando atenta a possíveis reações; se aceito pelo bebê, espere pelo menos quatro dias para oferecer novamente; se rejeitado, espere pelo menos uma semana para tentar oferecer novamente).

## 5.1.5 Dicas para a quarta semana da introdução alimentar

- Acrescente à papa salgada (legumes + carboidrato + vegetal) uma leguminosa (veja as opções de proteínas no Anexo I), fazendo um rodízio entre elas (veja modo de preparo de leguminosas no Anexo II).
- Não ofereça mais o leite como complemento do almoço – provavelmente a criança já come o suficiente para se saciar. Passe o almoço para as 11h30/11h45.
- Se a introdução alimentar estiver progredindo bem, a criança já precisa diferenciar os alimentos, seus sabores, texturas e cores.
- Evite, então, passar os alimentos na peneira grossa; faça isso somente se for extremamente necessário.
- Coloque os alimentos em porções separadas no prato para que o bebê os veja bem.
- Não mascare os alimentos e seus sabores, escondendo-os, fazendo uma papa com tudo ou colocando temperos demais.
- Os alimentos devem ser cozidos separadamente e colocados juntos no prato.
- Sempre respeite a regra de experimentar por dois dias consecutivos um novo alimento e observar as reações da criança. Isso é importante para familiarizar o paladar da criança em relação a um alimento e identificar o alimento alergênico caso a criança tenha alguma reação. E espere pelo menos quatro dias para repetir o mesmo alimento.
- Se você já tirou a mamada do almoço, mesmo que a aceitação do alimento pelo bebê não seja boa, não complemente as refeições de almoço e jantar com uma mamada.
- Dê colheradas de uma e de outra porção alternadamente, esperando a criança mastigar antes de colocar a próxima colherada.
- Aumente a quantidade dos alimentos aos poucos, mas não force o bebê a comer.
- A criança deve comer quanto desejar, no ritmo que estabelecer.

- O ideal é que a criança coma de 100 a 150 gramas de comida salgada no almoço e no jantar, mas o apetite do bebê deve ser respeitado.
- Dê água, água de coco e chás (hortelã, erva-doce, melissa, erva-cidreira, camomila...) longe das refeições de almoço e jantar.
- Não dê café, chá-mate ou preto, nem sucos naturais ainda.
- Procure manter o aleitamento materno nos lanches e no café da manhã; não dê leite de vaca, de soja, de cabra ou fórmulas.

## 5.1.6 Dicas para a quinta semana da introdução alimentar

- Inicie a papa salgada no jantar, por volta de 17h30. Apenas se for realmente necessário, complemente com a mamada de trinta minutos a uma hora depois da refeição.
- Pode dar a mesma papa do almoço no jantar, repetindo os mesmos alimentos.
- Se a criança estiver aceitando bem os alimentos no jantar, não ofereça o leite como complemento – provavelmente o bebê já come o suficiente para se saciar. Espere para dar a mamada após o banho, antes de dormir; enquanto isso, distraia a criança com brincadeiras.
- Passe o banho para as 19h30, e a última mamada, para as 20h.
- Mantenha as sugestões das semanas anteriores.
- Comece a diminuir consideravelmente a quantidade da mamada dos sonhos, às 22h30.

## 5.1.7 Dicas para a sexta semana da introdução alimentar

- Inicie a papa de frutas no lanche da tarde, por volta de 14h30/15h, complementando com o leite.
- A ingestão diária de frutas será em média de 100 a 150gramas, e deve ser dada nos lanches da manhã e da tarde, diversificando a

fruta oferecida (repetindo por dois dias os alimentos novos e esperando quatro dias para repetir).

- Mantenha as sugestões das semanas anteriores.
- Comece a tirar a mamada dos sonhos até que ela seja eliminada, e aumente os sólidos durante o dia.

## 5.1.8 Dicas para a sétima semana da introdução alimentar

- Mantenha as sugestões das semanas anteriores.
- A mamada dos sonhos deve ser excluída totalmente.

## 5.1.9 Dicas para a oitava semana da introdução alimentar

- Comece a oferecer os sucos naturais de frutas frescas, sem adição de açúcar, nos lanches da manhã, às 9h, ou da tarde, às 14h30 (veja as opções de frutas para sucos no Anexo I), mas mantenha a mesma fruta nos dois lanches. Se a criança rejeitar os sucos, ofereça no outro dia novamente – ela provavelmente vai rejeitar o suco quando estiver satisfeita, o que não tem problema, pois é mais importante que a criança coma a fruta fresca, que tem mais fibras e um teor de açúcar menos concentrado. Continue oferecendo a fruta primeiro e, se possível, mantenha a mamada do lanche da tarde, não a substitua pelo suco.
- Ainda não faça sucos com duas frutas misturadas; introduza um suco de cada vez, respeitando a mesma dinâmica da introdução alimentar de novos alimentos.
- Se precisar adoçar o suco, utilize frutose.
- Se precisar, coe o suco em peneira grossa.
- Ao final de dois meses após o início do desmame, a criança deve estar comendo duas refeições salgadas de alimentos sólidos (almoço e jantar) compostas por um alimento proteico + um car-

boidrato + um vegetal + um legume + fruta de sobremesa (se quiser, pois não é necessário).

♦ A criança deve estar comendo uma fruta nos lanches da manhã e da tarde. Sempre prefira oferecer o leite para complementar o lanche da tarde; tente oferecer os sucos no lanche da manhã.

♦ Lembre-se sempre da hidratação; ofereça líquidos nos intervalos das refeições (água, chás e água de coco).

♦ Varie ao máximo os alimentos para que a criança amplie seu paladar, seu repertório de sabores, dificultando o desenvolvimento de sensibilidades alimentares pela exposição excessiva ao mesmo alimento. Observe a lista de substituição de alimentos! Modifique a combinação da papa salgada. Respeite o paladar e o apetite do seu bebê.

## 5.1.10 Dicas a partir de mais ou menos dois meses após o início da introdução alimentar – para bebês de 8 meses

♦ A papa pode ser semipastosa, com pedaços de legumes e verduras apenas amassados com o garfo.

♦ Inclua outras proteínas e carboidratos nas refeições de almoço e jantar (veja sugestões no Anexo I).

♦ Pode dar a gema de ovo cozida, não a clara. A porção da gema deve começar com duas colheres de chá, até chegar a uma gema inteira.

♦ Evite dar espinafre e beterraba crus, pois possuem muitos fatores antinutricionais, e dificultam a absorção de nutrientes, como por exemplo o ferro. Ofereça esses alimentos cozidos.

♦ Mantenha o leite ao acordar, no lanche da tarde e na ceia, antes de dormir.

♦ Varie sempre os alimentos, não repita o mesmo alimento mais de dois dias consecutivos e espere quatro dias para utilizá-lo novamente.

Introdução alimentar: dos 6 aos 12 meses de idade do bebê **157**

- Continue a introdução de novos alimentos, mas evite oferecer os alimentos contraindicados antes de 1 ano de idade (veja as indicações mais adequadas no Anexo I).
- Estimule o bebê a segurar os alimentos com as mãos (cenoura, batata-doce cozida, abóbora cozida, palitos de cana, mandioquinha cozida, bolachas, cebola, maçã e pera sem casca e sem semente, palitos de manga, banana etc.).
- Se achar necessário, há no mercado uma bolsinha, uma rede, para colocar a comida dentro, para que o bebê possa "roê-la" e coçar a gengiva sem o perigo de engasgar.

## 5.1.11 Dicas para bebês de 9 meses

- Mude novamente a consistência da papa salgada e das frutas – alguns alimentos ainda precisarão ser amassados com o garfo, outros o bebê já pode comer em pedaços macios.
- Acrescente carboidrato no lanche da manhã ou da tarde, como farinha de chia e de linhaça, flocos de quinoa e de amaranto, e mantenha o leite e a fruta ao acordar.
- Use as frutas e sucos já testados nos lanches.
- Para acrescentar novos alimentos, siga as recomendações padrão sugeridas anteriormente.

## 5.1.12 Dicas para bebês dos 10 aos 12 meses

- A criança já pode comer feijão e arroz bem cozidos ligeiramente amassados, tubérculos, legumes e verduras em pedacinhos bem macios, frutas *in natura* nos lanches e no café da manhã.
- Acrescente outros carboidratos nos lanches (para opções, veja o Anexo I).
- Acrescente carboidratos no café da manhã.
- Pode introduzir, caso queira, novas proteínas no almoço e no jantar (veja o Anexo I).

- Mantenha o padrão para a introdução de novos alimentos.
- Não é preciso complementar as grandes refeições (almoço e jantar) com leite, pois isso pode prejudicar a absorção do ferro. A falta de ferro causa anemia ferropriva na criança, atrasando seu crescimento e desenvolvimento.
- O suco é opcional; o importante é a ingestão da fruta fresca. A mamada e o lanche da tarde não podem atrapalhar a refeição de sal no jantar.
- Introduza novas frutas (veja o Anexo I), mas não somente em forma de sucos, e sim progredindo na consistência.
- Antes de dormir, a criança deve continuar com a ceia, que é a última mamada.
- O bebê deve se alimentar sentado no cadeirão, prestando atenção na comida – não deve estar vendo televisão, brincando ou correndo pela casa.
- Comece a refeição com alimentos que a criança consegue comer com as mãos e depois passe para a colher.
- O ambiente deve ser apropriado, tranquilo e calmo na hora da alimentação.
- Não tenha pressa ao alimentar a criança; respeite o ritmo dela e não force.
- Deixe os talheres que não machucam (colher, faca sem ponta, garfo infantil) à disposição da criança para que ela participe da refeição.
- Não chame a atenção da criança se ela fizer sujeira ou não conseguir se alimentar com os talheres.
- Permita que a criança explore a comida com as mãos e com os talheres.
- Não fique desesperada tentando limpar toda a sujeira que o bebê fizer, deixe-o terminar a refeição primeiro.
- Não faça do momento da refeição um tempo tenso, de críticas, repreensões, brigas e disputas.
- Explique para a criança com amor qual comportamento é aceitável na hora das refeições.

♦ Até o final do primeiro ano, o bebê já está tomando metade do que tomava de líquidos, os quais gradualmente foram sendo substituídos pela ingestão de sólidos.

# 5.2 Sugestões de rotina

Como já fiz no Capítulo 1:"Os desafios de criar um filho", sugiro mais algumas rotinas de horário para o dia a dia do bebê. Isso vai ajudar a manter seus cuidados de forma organizada, deixando bebê, pais e cuidadores mais tranquilos e seguros.

O quadro 5.1, a seguir, dá exemplos de horários a se basear para manter uma alimentação equilibrada durante todo o dia. Em geral já é possível adotar esses horários como base a partir dos 4 meses do bebê.

**QUADRO 5.1 HORÁRIOS E REFERÊNCIAS ÀS REFEIÇÕES**

| | |
|---|---|
| 7h | Café da manhã – mamada ao acordar |
| 9h | Lanche da manhã* – que ainda não era oferecido |
| 11h | Almoço |
| 14h30 | Lanche da tarde |
| 17h30 | Jantar |
| 19h30 | Ceia – antes de dormir |
| 22h30 | Mamada dos sonhos |

*Aos poucos essa refeição será introduzida.

## 5.2.1 Sugestão de rotina alimentar antes de iniciar o desmame

Dos 4 aos 6 meses – rotina de quatro horas

♦ Alimentação   7h (acordar e mamar)

## 160 Introdução Alimentar

- ◆ Atividade 7h30
- ◆ Sono 9h (o ideal é pelo menos uma hora e quinze minutos de sono)
- ◆ Alimentação 11h
- ◆ Atividade 11h30
- ◆ Sono 13h (o ideal é pelo menos uma hora e quinze minutos de sono)
- ◆ Alimentação 15h
- ◆ Atividade 15h30
- ◆ Sono 17h (no máximo por trinta minutos, se a criança mostrar sinais de cansaço)
- ◆ Alimentação 17h30
- ◆ Atividade 18h
- ◆ Alimentação 19h (refeição robusta – pode ser depois do banho, se preferir)
- ◆ Atividade 19h30 (banho)
- ◆ Sono 20h
- ◆ Alimentação 22h30 (mamada dos sonhos)
- ◆ Atividade não tem
- ◆ Sono 23h

Sugestão de horários e dinâmica alimentar com a introdução dos alimentos após 6 meses – primeiras oito semanas:

Primeira semana
- ◆ 7h café da manhã: leite (materno ou mamadeira)
- ◆ 9h lanche da manhã: ainda não oferecer nada (sono)
- ◆ 11h almoço: papa salgada (carboidrato + legumes) + mamada como complemento (de trinta minutos a uma hora depois do término do almoço)
- ◆ 13h15 sono
- ◆ 14h30 lanche da tarde: leite (materno ou mamadeira)
- ◆ 17h30 jantar: leite (materno ou mamadeira)

Introdução alimentar: dos 6 aos 12 meses de idade do bebê **161**

- 19 h banho
- 19h30 ceia, antes de dormir: leite (materno ou mamadeira)
- 22h30 mamada dos sonhos: leite (materno ou mamadeira)

Segunda semana
- 7h café da manhã: leite (materno ou mamadeira)
- 9h lanche da manhã: ainda não oferecer nada (sono)
- 11h almoço: papa salgada (carboidrato + legumes + vegetal) + mamada como complemento (de trinta minutos a uma hora depois do término do almoço
- 13h15 sono
- 14h30 lanche da tarde: leite (materno ou mamadeira)
- 17h30 jantar: leite (materno ou mamadeira)
- 19h banho
- 19h30 ceia, antes de dormir: leite (materno ou mamadeira)
- 22h30 mamada dos sonhos: leite (materno ou mamadeira)

Terceira semana
- 7h café da manhã: leite (materno ou mamadeira)
- 9h lanche da manhã: fruta amassada
- 9h30 sono
- 11h almoço: papa salgada (carboidrato + legumes + vegetal) + mamada como complemento (de trinta minutos a umahora depois do término do almoço)
- 13h15 sono
- 14h30 lanche da tarde: leite (materno ou mamadeira)
- 17h30 jantar: leite (materno ou mamadeira)
- 19h banho
- 19h30 ceia, antes de dormir: leite (materno ou mamadeira)
- 22h30 mamada dos sonhos: leite (materno ou mamadeira)

Quarta semana
- 7h café da manhã: leite (materno ou mamadeira)

- ◆ 9h lanche da manhã: fruta amassada
- ◆ 9h30 sono
- ◆ 11h30 almoço: papa salgada (carboidrato + legumes + vegetal + leguminosa)
- ◆ 13h15 sono
- ◆ 14h30 lanche da tarde: leite (materno ou mamadeira)
- ◆ 17h30 jantar: leite (materno ou mamadeira)
- ◆ 19h30 ceia, antes de dormir: leite (materno ou mamadeira)
- ◆ 22h30 mamada dos sonhos: leite (materno ou mamadeira)

Quinta semana
- ◆ 7h café da manhã: leite (materno ou mamadeira)
- ◆ 9h lanche da manhã: fruta amassada
- ◆ 9h30 sono
- ◆ 11h30 almoço: papa salgada (carboidrato + legumes + vegetal + leguminosa)
- ◆ 13h15 sono
- ◆ 14h30 lanche da tarde: leite (materno ou mamadeira)
- ◆ 17h30 jantar: papa salgada (carboidrato + legumes + vegetal + leguminosa) + mamada como complemento (somente se a criança não aceitar o alimento, trinta minutos depois de dar a papa)
- ◆ 19h30 banho
- ◆ 20h ceia, antes de dormir: leite (materno ou mamadeira)
- ◆ 22h30 mamada dos sonhos (diminuir a quantidade):leite (materno ou mamadeira)

Sexta semana
- ◆ 7h café da manhã: leite (materno ou mamadeira)
- ◆ 9h lanche da manhã: fruta amassada
- ◆ 9h30 sono
- ◆ 11h30 almoço: papa salgada (carboidrato + legumes + vegetal + leguminosa)
- ◆ 13h15 sono

Introdução alimentar: dos 6 aos 12 meses de idade do bebê **163**

- 14h30 lanche da tarde:fruta amassada + leite (materno ou mamadeira)
- 17h30 jantar: papa salgada (carboidrato + legumes + vegetal + leguminosa)
- 19h30 banho
- 20h ceia, antes de dormir: leite (materno ou mamadeira)
- 22h30 mamada dos sonhos(eliminar gradativamente): leite (materno ou mamadeira)

## Sétima semana

- 7h café da manhã: leite (materno ou mamadeira)
- 9h lanche da manhã: fruta amassada
- 9h30 sono
- 11h30 almoço: papa salgada (carboidrato + legumes + vegetal + leguminosa)
- 13h15 sono
- 14h30 lanche da tarde: fruta amassada + leite (materno ou mamadeira)
- 17h30 jantar: papa salgada (carboidrato + legumes + vegetal + leguminosa)
- 19h30 banho
- 20h ceia, antes de dormir: leite (materno ou mamadeira)

## Oitava semana

- 7h café da manhã: leite (materno ou mamadeira)
- 9h lanche da manhã: fruta amassada e suco (caso a criança queira e aceite, mas não é necessário)
- 9h30 sono
- 11h30 almoço: papa salgada (carboidrato + legumes + vegetal + leguminosa)
- 13h15 sono
- 14h30 lanche da tarde: fruta amassada + leite (materno ou mamadeira) e suco (caso a criança queira e aceite, mas não é necessário)

- 17h30 jantar: papa salgada (carboidrato + legumes + vegetal + leguminosa)
- 19h30 banho
- 20h ceia, antes de dormir: leite (materno ou mamadeira)

Sugestão de horários e dinâmica alimentar com a introdução dos alimentos depois das primeiras oito semanas:

Aos 8 e 9 meses do bebê
- 7h15 café da manhã: leite (materno ou mamadeira) + fruta (opcional)
- 7h30 atividade
- 9h30 lanche da manhã: fruta amassada + carboidrato + suco (somente se a criança quiser, o suco não é essencial)
- 9h45 atividade
- 10h30 soneca
- 12h30 almoço papa salgada (carboidrato + legumes + vegetal + leguminosa) + fruta de sobremesa (somente se o bebê aceitar e quiser, não é essencial)
- 13h atividade
- 15h lanche da tarde 1: leite (materno ou mamadeira)
- 15h30 soneca
- 16h30 lanche da tarde 2: fruta
- 17h atividade
- 18h30 jantar: papa salgada (carboidrato + legumes + vegetal + leguminosa) + fruta de sobremesa (caso o bebê aceite e queira, não é essencial)
- 19h atividade
- 19h30 banho
- 20h ceia, antes de dormir: leite (materno ou mamadeira)
- 20h30 sono

Dos 10 aos 12 meses do bebê

- 7h15 café da manhã: leite (materno ou mamadeira) + fruta + carboidrato
- 7h30 atividade
- 9h30 lanche da manhã: fruta + suco (somente se a criança quiser, o suco não é essencial)
- 9h45 atividade
- 10h45 soneca
- 12h30 almoço: papa salgada (carboidrato + legumes + vegetal + leguminosa) + fruta de sobremesa (somente se o bebê aceitar e quiser, não é essencial, é opcional)
- 13h atividade
- 15h lanche da tarde 1: leite (materno ou mamadeira)
- 15h30 soneca
- 16h30 lanche da tarde 2: fruta + carboidrato
- 17h atividade
- 18h30 jantar: papa salgada (carboidrato + legumes + vegetal + leguminosa) + fruta de sobremesa (somente se o bebê aceitar e quiser, não é essencial, é opcional)
- 19h atividade
- 19h30 banho
- 20h ceia, antes de dormir: leite (materno ou mamadeira)
- 20h30 sono

## 5.3 E se o bebê tiver dificuldade de aceitar os novos alimentos?

Dependendo do temperamento e do ritmo de aceitação do bebê, a introdução alimentar deve ser mais lenta, feita de forma mais gradual.

Nesse caso, siga estas dicas:

- Não passe para a segunda semana sem antes repetir a primeira duas vezes; faça o mesmo com todas as semanas seguintes, repetindo duas vezes cada uma, até a oitava. Isso vai duplicar o tempo de adaptação, sem contudo trazer prejuízos nutricionais ao bebê.

♦ Acrescente os novos alimentos de forma bastante lenta e gradual, percebendo a aceitação e as possíveis reações alérgicas.

♦ Na primeira semana, ainda não faça combinações de alimentos; dê a papa salgada com apenas um tipo de legume de cada vez, repetindo por dois dias o mesmo legume e voltando a introduzi-lo após quatro dias. Os legumes cozidos que têm melhor aceitação são abóbora, mandioquinha e cenoura.

♦ Comece a combinar os alimentos (legumes e carboidrato) apenas na segunda ou terceira semana, e, se necessário, como já disse, siga o programa repetindo duas vezes cada semana (como sugerido no início).

# 5.4 Dicas de higiene para os momentos de refeição

A seguir, algumas dicas que valem para todas as fases de alimentação das crianças:

♦ Não assopre o alimento antes de dar para a criança.

♦ Não experimente o alimento na colher em que a criança vai comer.

♦ Não tome líquido no copinho da criança.

♦ Não compartilhe os utensílios da criança com outras pessoas, crianças ou adultos.

♦ Não compartilhe os alimentos da criança com outras pessoas, crianças ou adultos.

♦ Muitas doenças podem ser passadas pela saliva: hepatite A, meningite, gripes, resfriados...

♦ Lave as mãos da criança antes de ela começar a comer.

♦ Lave as mãos da criança sempre que ela chegar em casa, da rua.

♦ Limpe os dentes da criança com uma gaze ou escove-os após as refeições.

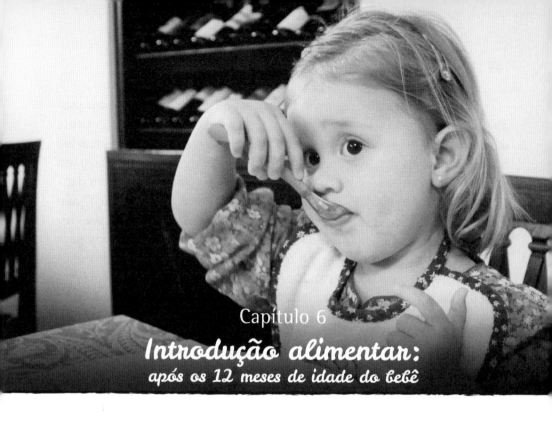

## Capítulo 6
## Introdução alimentar:
### após os 12 meses de idade do bebê

O primeiro ano de vida do bebê é marcado por intenso crescimento e desenvolvimento. A criança nasce em média com cinquenta centímetros e pesa três quilos. No primeiro ano, ela adquire metade da altura com que nasceu, passando a medir, então, cerca de 75 centímetros, e ganha o triplo de seu peso, chegando a pesar mais ou menos nove quilos. A exceção são os bebês prematuros ou de baixo peso, que demoram um pouco mais para alcançar o crescimento e o desenvolvimento esperados para sua idade.

A partir do segundo ano de vida, o crescimento da criança vai desacelerando, podendo gerar alguma frustração nos pais, pois muitos esperam que seus filhos continuem com a mesma velocidade de desenvolvimento e apetite apresentada até os 12 meses de idade. Com isso muitas mães acabam adicionando às mamadeiras produtos como maisena, farinha, açúcar etc., aumentando em excesso o valor calórico das refeições do bebê. Nessa fase é normal a diminuição do apetite, e os pais e cuidadores devem respeitar o apetite da criança, sem fazer chantagens e sem aplicar punições para que a criança coma tudo. Se houver relutância em comer, isso pode durar algum tempo, mas logo a criança terá o apetite aumentado novamente – é só ter paciência, variar os alimentos e ser criativo em seu preparo.

O importante é fazer que seu filho aprenda e desenvolva hábitos saudáveis, para que esses sejam a base para toda a vida. O bebê é inteiramente dependente da pessoa que o alimenta, e esta tem a missão de ensinar-lhe hábitos saudáveis desde cedo. Dar exemplo – comer o que você gostaria que seu filho comesse – é o primeiro grande passo que os pais podem dar.

O ditado popular "faça o que eu digo, não faça o que eu faço" não funciona. A criança aprenderá a comer aquilo que mãe, pai, irmãos e cuidadores comerem. Por isso, toda a casa deve ter hábitos saudáveis para que o aprendizado do bebê seja o melhor possível. A criança ficará mais forte e convicta para fazer as suas escolhas quando estiver na escola, em uma festinha, na casa da vovó ou na casa do amiguinho.

Caso a obesidade infantil já esteja instalada nesta fase, não é indicada a prática de dietas para perda de peso. A conduta é: procure um nutricionista que ajude a mudar os hábitos alimentares de toda a família, inclusive da criança. Isso fará que todos tenham uma alimentação mais saudável e adequada, prevenindo doenças, melhorando a qualidade de vida e garantindo o crescimento e o desenvolvimento satisfatórios da criança na primeira infância e durante toda a sua vida.

Para dar continuidade à introdução alimentar vista no Capítulo 5: "Introdução alimentar: dos 6 aos 12 meses de idade do bebê", neste capítulo você encontrará dicas e sugestões com horários que podem servir de base para a rotina dos bebês a partir de 1 ano – sono, alimentação e atividades.

# 6.1 Dicas importantes para ajudar na fase da alimentação do bebê após os 12 meses

A seguir, dou algumas dicas gerais importantes para a segunda fase da introdução alimentar do bebê, após os 12 meses de idade.

## 6.1.1 Dicas gerais

♦ Não obrigue a criança a raspar o prato; deixe que ela perceba quando está saciada, respeite seu apetite.

Introdução alimentar:após os 12 meses de idade do bebê **169**

- Caso ela não queira comer, evite forçar, mas também não dê nada de diferente entre as refeições; não ofereça e não permita lanches fora do padrão e fora de hora.
- Caso a criança esteja comendo demais, o que também pode acontecer, procure distraí-la com outras atividades.
- Depois de comer o lanche ou o almoço e o jantar, se a criança pedir mais comida, deixe-a repetir os alimentos mais saudáveis e naturais (frutas, verduras, grãos, leguminosas e legumes).
- Evite manifestar desagrado se ela não comer algo que você ofereceu, respeite seu apetite sempre. Mas converse explicando que é importante experimentar novos alimentos. Mostre para ela que você gosta do alimento e coma-o.
- Evite as chantagens ou acordos para a criança comer algo.
- Evite fazer da comida um prêmio.
- Evite associar a comida a sentimentos de alegria ou tristeza, para que a criança, ao crescer, não precise comer quando estiver emocionalmente abalada, feliz, ansiosa ou nervosa.
- Introduza alimentos com novas texturas, cores, sabores e formas. Seja criativa no preparo dos pratos (veja algumas receitas no Anexo III).
- Ofereça o alimento novo, na mesma refeição, com um que a criança já esteja acostumada a comer e do qual goste.
- Saiba que a aceitação dos alimentos é gradativa e progressiva.
- Modere no sal e dê preferência ao sal marinho. Gravidez, Parto e Aleitamento
- Observe em que refeição do dia a aceitação dos novos alimentos é melhor e aproveite esse momento para oferecê-los.
- Não dê comida quando a criança estiver agitada ou irritada; espere que ela se acalme.
- Não dê guloseimas para a criança parar de chorar ou para ela ficar feliz, nem como recompensa de algo que ela fez corretamente.
- O segredo é manter regularmente a ingestão de alimentos com alta qualidade nutricional.

## 6.1.2 Dicas para bebês após 1 ano de idade

- Já podem ser introduzidos arroz, macarrão, batata, pão e bolo, de preferência integrais; o ideal é que esses alimentos não contenham glúten, e que tenham consistência normal, desde que macios.
- O feijão cozido pode ser servido com grãos inteiros bem molinhos.
- Os legumes e verduras podem ser dados em pedaços maiores, desde que bem cozidos.
- Amplie a oferta de verduras e legumes (veja opções no Anexo I: "Recomendações de alimentos para a introdução alimentar").
- A criança está com o intestino e rins mais amadurecidos, assim você já pode oferecer *com moderação* e *de forma rotativa*: beterraba e espinafre cozidos, rabanete, tomate, peixes, batata, mel, melado, alho, cebola, alho-poró, soja fermentada, óleos vegetais extravirgens, sal marinho e clara de ovo (de preferência caipira e orgânico) cozida.
- Dê os alimentos novos um de cada vez, percebendo se ocorrem reações adversas. Se o alimento for bem-aceito, repita-o por mais um dia e depois fique pelo menos quatro dias sem oferecer o mesmo alimento (veja alimentos sugeridos no Anexo I).

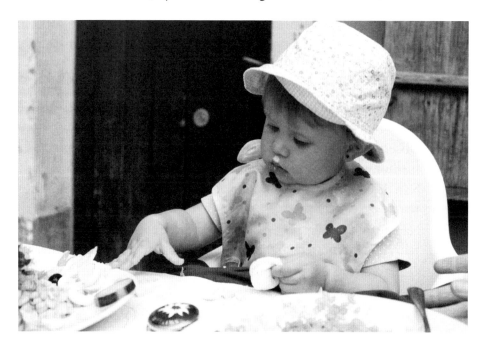

Introdução alimentar:após os 12 meses de idade do bebê  **171**

- Não ofereça mais de um alimento novo a cada dois dias.
- Ainda não é aconselhável oferecer à criança chocolate, açúcar, balas, chicletes, refrigerantes, café, doces, carnes gordurosas, farinha de trigo, soja, leite e derivados etc. (veja no Anexo I os alimentos contraindicados).
- Se as alergias são comuns na família (pais, avós e irmãos), evite oferecer à criança os alimentos contraindicados até os 24 meses (veja no Anexo I).
- Tenha paciência para que a criança coma no seu ritmo, não force.
- Respeite as preferências do bebê, mas não desista de um alimento se ele for rejeitado nas primeiras vezes. Ofereça após alguns dias novamente, até umas sete vezes, se precisar, e de diferentes formas.
- Não complemente as grandes refeições com leite ou iogurtes.
- Continue o aleitamento materno até a criança completar 2 anos de idade.
- Se a criança rejeitar um alimento várias vezes, respeite as suas preferências e escolhas alimentares. Pode ser que em outro momento o bebê passe a aceitar melhor esse alimento.
- Deixe a criança pegar e conhecer os alimentos com as mãos.
- Encoraje seu filho a comer sozinho com os talheres. Comece com a colher.

# 6.1.3 Dicas para bebês de 18 a 24 meses de idade

- As castanhas já podem ser introduzidas, *com moderação* e *de forma rotativa* (veja no Anexo II dicas sobre armazenamento de alimentos). Pique em pedaços pequenos para que a criança não engasgue (veja quais as castanhas sugeridas no Anexo I). Inicie com as nozes, depois pode oferecer castanha-do-pará, castanha-de--caju crua, amêndoas, e vá variando ainda mais de acordo com a aceitação da criança. À medida que ela for se acostumando com a textura mais dura das castanhas, juntamente com o nascimento dos dentes, as oleaginosas podem ser oferecidas em pedaços maiores para que a criança possa morder alguns pedaços e mastigar. Respeitar a mesma metodologia para a introdução de novos alimentos e sua rotatividade.

**172** Introdução Alimentar

- O ideal é iniciar as frutas cítricas nesta fase, também *com moderação* e *de forma rotativa.* Primeiro introduza a laranja-lima (sempre respeitando a instrução sobre a introdução de novos alimentos), e depois vá progredindo lentamente para a laranja-pera, limão etc., verificando possíveis reações adversas na criança e a sua aceitação em relação aos novos alimentos.

- Dê os alimentos novos um de cada vez, percebendo se ocorrem reações adversas. Se o alimento for bem-aceito, repita por mais um dia e depois fique pelo menos quatro dias sem oferecer o mesmo alimento (veja alimentos sugeridos no Anexo I).

- Ainda não é aconselhável oferecer à criança açaí, chocolate, açúcar, balas, chicletes, refrigerantes, café, doces, carnes gordurosas, farinha de trigo, soja, leite e derivados etc. (veja no Anexo I os alimentos contraindicados).

- Se as alergias são comuns na família (pais, avós e irmãos), evite oferecer à criança os alimentos contraindicados até os 24 meses (veja o Anexo I).

- A criança, perto dos 2 anos, tende a diminuir o ritmo de crescimento e de alimentação; com isso, o apetite também tende a diminuir.

- Nesta fase, a criança já consegue manusear com mais segurança e coordenação o garfo e a colher. Pique os alimentos em pedaços pequenos e firmes para que a criança consiga pegá-los com o garfo e levá-los à boca sozinha.

- Ofereça 1 colher de chá de óleo de linhaça antes do almoço e 1 colher de chá de óleo de chia antes do jantar.

- Se a criança já consegue segurar o milho para comer com as mãos, ofereça milho na espiga.

## 6.1.4 Dicas para bebês após 2 anos de idade

- A criança já pode, se os pais acharem necessário, comer com moderação: açaí, palmito e alimentos com alguns condimentos (veja o Anexo 1).

- Introduza os condimentos aos poucos, respeitando o organismo da criança e percebendo suas reações. Não é necessário introduzir os temperos agora; por isso, se puder, espere mais um pouco para oferecer temperos mais fortes como curry, açafrão, pimenta etc.
- O açaí é um alimento forte, gelado e doce (geralmente é batido com xarope de guaraná), por isso só deve ser oferecido à criança esporadicamente. Além disso, deve-se tomar muito cuidado com a procedência, pois há grande risco de contaminação durante o processo de fabricação.
- O palmito também deve ser de boa procedência, estar dentro do prazo de validade, ter aparência e cheiro adequados e deve ser fervido antes de ser oferecido à criança, para matar possíveis micro-organismos que estejam presentes nele.
- Evite oferecer ao seu filho os alimentos contraindicados para a sua idade (veja o Anexo I).
- Se puder, continue evitando por mais alguns meses açúcar, refrigerantes, doces, frituras, carnes, frios, defumados, leite e derivados, alimentos enlatados, farinha de trigo, centeio, cevada, malte, salgadinhos, gelatinas coloridas, bolachas recheadas, chocolate ao leite, álcool, café e adoçantes.
- Cuidado com os alimentos industrializados, eles contêm ingredientes ocultos que não são adequados para um adulto, muito menos para uma criança. Alimentos com corantes, conservantes, umectantes, ácidos, aditivos químicos, embora permitidos pela legislação, são prejudiciais à saúde de qualquer ser humano.

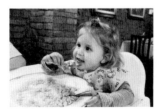 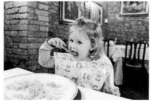 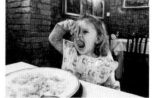

## 6.2 Sugestões de rotina

Sugestão de horários e dinâmica alimentar para crianças de 1 a 2 anos que vão à escola:

No período da manhã

- 6h30 café da manhã: leite (materno ou mamadeira) + fruta + carboidrato
- 7h30 atividade ou escola
- 9h30 lanche da manhã: fruta + carboidrato + suco (somente se a criança quiser; o suco não é essencial)
- 10h atividade
- 12h almoço: comida salgada (carboidrato + legumes + vegetal + leguminosa) + fruta de sobremesa (somente se o bebê aceitar e quiser, não é essencial, é opcional)
- 12h30 atividade
- 13h30 soneca
- 15h lanche da tarde: fruta + leite (materno ou mamadeira)
- 15h30 atividade
- 18h jantar: comida salgada (carboidrato + legumes + vegetal + leguminosa) + fruta de sobremesa (somente se o bebê aceitar e quiser, não é essencial, é opcional)
- 18h30 atividade
- 19h30 banho
- 20h ceia, antes de dormir: leite (materno ou mamadeira)

No período da tarde

- 7h café da manhã: leite (materno ou mamadeira) + fruta + carboidrato
- 7h30 atividade
- 9h30 lanche da manhã: fruta + leite (materno ou mamadeira)
- 10h atividade

Introdução alimentar:após os 12 meses de idade do bebê **175**

- 10h45 soneca
- 12h30 almoço: comida salgada (carboidrato + legumes + vegetal + leguminosa) + fruta de sobremesa (somente se o bebê aceitar e quiser, não é essencial, é opcional)
- 13h atividade ou escola
- 15h30 lanche da tarde: fruta + carboidrato+ suco (somente se a criança quiser, o suco não é essencial)
- 16h atividade
- 18h30 jantar: comida salgada (carboidrato + legumes + vegetal + leguminosa) + fruta de sobremesa (somente se o bebê aceitar e quiser, não é essencial, é opcional)
- 19h atividade
- 19h45 banho
- 20h15 ceia, antes de dormir: leite (materno ou mamadeira)

# 6.3 Exposição homeopática aos alimentos

Há alguns profissionais de nutrição, e eu me incluo entre eles, que defendem a exposição homeopática aos alimentos alergênicos.

A partir dos 18 meses, a criança já deve ter conquistado tolerância imunológica em relação aos alimentos – isso, claro, se os pais e cuidadores seguirem as orientações descritas neste livro. Nesta fase, a criança começa a ser exposta de forma mais enfática, em festas, aniversários, encontros de família, na escola, a alimentos que até então estavam sendo evitados, como o glúten, leite e derivados etc. Começa a ficar mais difícil para os pais controlar aquilo que é oferecido à criança, até porque muitas já estão na escola.

Por isso, o ideal é que a criança seja exposta homeopaticamente em casa a alguns alimentos que serão facilmente encontrados em eventos sociais e na escola.

Os passos a seguir são mais recomendados para crianças que nunca tiveram contato com os alimentos testados, como por exemplo o leite e derivados; para aquelas que já tiveram contato, apenas evitar a ingestão frequente e a alta exposição a esses alimentos já é o ideal.

# 176  Introdução Alimentar

Veja como encaixar a exposição homeopática aos alimentos na rotina de seu filho:

- Inicie com leite e derivados. Ofereça à criança uma colher de chá de iogurte natural integral. Deixe que ela tenha contato com esse alimento.
- Durante os dois dias seguintes, perceba se a criança tem alguma reação, alguma alergia imediata.
- Ofereça de novo o iogurte, mas agora ofereça duas colheres de chá.
- Observe mais dois dias. Se não tiver reação alguma, então provavelmente a criança não tem intolerância ou alergia a laticínios.
- Faça o mesmo processo com glúten, oferecendo um pedaço de bolo ou bolacha. Observe por dois dias se há alguma reação adversa.
- Ofereça uma quantidade maior, observe mais dois dias e pronto – já é possível ter uma ideia se a criança é sensível ou não a esses alimentos.
- Faça isso com os demais alimentos alergênicos (como amendoim, leite de soja e seus derivados) com os quais a criança ainda não teve contato algum.

Depois de expor a criança de forma homeopática aos alimentos, continue evitando-os. A tolerância a esses alimentos vai continuar alta caso a criança não seja exposta frequentemente a eles. É preciso encará-los como *exceção*, principalmente se os pais, avós ou irmãos forem sensíveis, alérgicos ou intolerantes a eles. Esse é um cuidado importante a seguir, que poderá evitar muitos contratempos desnecessários para todos – criança, pais e cuidadores.

# Anexo 1
# *Recomendações de alimentos para a introdução alimentar*

Muitas pessoas têm dúvidas quanto ao momento certo de começar a oferecer alguns alimentos aos bebês, mesmo aqueles que fazem parte da nossa dieta do dia a dia.

Nas tabelas a seguir, você terá algumas recomendações de quais alimentos, e quando, poderão ser oferecidos ao bebê a partir das primeiras semanas de introdução dos alimentos sólidos, em geral aos 6 meses de idade.

**TABELA I. – A ALIMENTOS CONTRAINDICADOS NO PRIMEIRO ANO DE VIDA**

| Alimentos |
|---|
| Abacaxi |
| Açaí |
| Açúcar |
| Amendoim |
| Café e álcool |
| Carne vermelha, frios, embutidos, defumados e enlatados |
| Castanhas, oleaginosas (nozes, castanha-do-pará amêndoa, avelã, pistache, castanha-de-caju, baru) |
| Cítricos: laranja-lima, limão, lima-da-pérsia, grapefruit, mexerica ou poncã |
| Clara de ovo |
| Condimentos e temperos fortes (açafrão, curry, canela, cravo, noz-moscada, pimenta, cominho, vinagre) |
| Frutas secas (damasco, tâmara, uva-passa, cranberrie) |

## 178 Introdução Alimentar

| Alimentos |
|---|
| Leite animal e derivados (requeijão, queijos, ricota, creme de leite, leite em pó, soro do leite animal |
| Mel |
| Melado |
| Milho, pipoca, fubá ou farinha de milho, polenta |
| Morango |
| Outros compostos: leveduras, conservantes, corantes, aromatizantes, aditivos, alimentos defumados |
| Palmito, picles, alimentos em conserva |
| Peixes e frutos do mar |
| Soja em grão, carne de soja texturizada, leite de soja ou feijão de soja |
| Trigo, farinha de trigo refinada ou integral, cevada, centeio, malte e aveia |

Observação: se um dos pais tiver alergia alimentar ou intolerância a algum dos alimentos listados acima, o alimento deve ser evitado até a criança completar 2 anos de idade. Depois desse período, o consumo pode ser rotativo, dependendo do caso.

# Aos 6 meses de idade do bebê

## Primeira semana da introdução alimentar sólida

**TABELA I.B – PAPA SALGADA NO ALMOÇO (CARBOIDRATO + LEGUMES + TEMPEROS + ERVAS + GORDURA)**

| Carboidrato | Legumes | Temperos | Gordura |
|---|---|---|---|
| Arroz integral | Abóbora | Sal marinho | Óleo de linhaça* |
| Arroz japonês | Abobrinha | Ervas frescas | Azeite de oliva extravirgem** |
| Arroz negro | Aspargos | | |
| Arroz vermelho | Berinjela | | |
| Batata | Beterraba | | |
| Batata-doce | Cenoura | | |
| Cará | Chuchu | | |
| Inhame | Ervilha torta | | |

| Carboidrato | Legumes | Temperos | Gordura |
| --- | --- | --- | --- |
| Mandioca | Fundo de alcachofra fresco | | |
| Mandioquinha | Quiabo | | |
| | Vagem | **Temperos** | |

\* Acrescentar uma colher de chá na papa salgada já pronta, sem passar pelo aquecimento, ou dar uma colher de chá como suplemento todos os dias.

\*\*Para refogar brevemente e temperar os alimentos.

## Segunda semana da introdução alimentar sólida

Todos os alimentos da primeira semana mais os da tabela a seguir:

**TABELA I.C – PAPA SALGADA NO ALMOÇO (CARBOIDRATO + LEGUMES + VERDURAS + TEMPEROS + GORDURA)**

| Verduras |
| --- |
| Acelga |
| Almeirão |
| Brócolis |
| Couve |
| Couve-de-bruxelas |
| Couve-flor |
| Escarola |
| Espinafre\* |
| Mostarda |
| Repolho |

\* O espinafre deve ser consumido cozido para diminuir os fatores antinutricionais.

**180** Introdução Alimentar

# Terceira semana da introdução alimentar sólida

TABELA I.D – PAPA SALGADA NO ALMOÇO (CARBOIDRATO + LEGUMES + TEM-PEROS + ERVAS + GORDURA)

| Carboidrato | Legumes | Temperos | Ervas | Gordura |
|---|---|---|---|---|
| Arroz integral | Abóbora | Sal marinho | Alecrim | Azeite de oliva extravirgem* |
| Arroz japonês | Abobrinha | | Alho | Óleo de linhaça** |
| Arroz negro | Aspargos | | Alho-poró | Óleo de girassol |
| Arroz vermelho | Berinjela | | Cebola | Óleo de abóbora |
| Batata | Beterraba | | Cebolinha | Óleo de gergelim |
| Batata-doce | Cenoura | | Erva-doce | Óleo de chia** |
| Cará | Chuchu | | Hortelã | |
| Inhame | Ervilha torta | | Louro | |
| Mandioca | Fundo de alcachofra fresco | | Orégano | |
| Mandioquinha | Quiabo | | Salsinha | |
| | Vagem | | | |

\* Para refogar brevemente e temperar os alimentos.

\*\*Oferecer uma colher chá de óleo de linhaça ou óleo de chia como suplemento todos os dias, intercalando: um dia óleo de linhaça, no outro óleo de chia.

TABELA I.E – FRUTA AMASSADA OU RASPADA NO LANCHE DA MANHÃ + LEITE (MATERNO OU MAMADEIRA)

| Frutas |
|---|
| Abacate |
| Atemoia |
| Avocado |
| Banana-da-terra |
| Banana-maçã |
| Banana-nanica |
| Banana-ouro |
| Banana-prata |

| Frutas |
| --- |
| Caqui |
| Figo |
| Goiaba |
| Maçã |
| Mamão |
| Pera |
| Pêssego |
| Pinha |

# A partir da quarta semana da introdução alimentar sólida

A partir da quarta semana, já é possível introduzir na papa salgada algumas proteínas vegetais.

**TABELA I.F – PAPA SALGADA NO ALMOÇO (CARBOIDRATO + LEGUMES + VEGETAL + TEMPEROS + ERVAS (OPCIONAL) + GORDURA + PROTEÍNA VEGETAL)**

| Proteínas vegetais |
| --- |
| Amaranto |
| Ervilha |
| Fava |
| Feijão-azuqui |
| Feijão-branco |
| Feijão-carioca |
| Feijão-fradinho |
| Feijão moyashi |
| Feijão-preto |
| Feijão-verde |
| Grão-de-bico |
| Lentilha |
| Quinoa |
| Semente de chia |

## Oitava semana da introdução alimentar sólida

Esse é o melhor momento para introduzir uma boa variedade de frutas no suco do lanche da manhã ou da tarde.

**TABELA I.G – FRUTAS INDICADAS PARA O SUCO DO LANCHE DA MANHÃ OU DA TARDE**

| Frutas para o suco |
| --- |
| Amora |
| Cacau |
| Carambola |
| Cupuaçu |
| Graviola |
| Maçã |
| Melancia |
| Melão |
| Mirtilo |
| Pera |
| Uva |

## Aos 7 meses de idade do bebê

A partir do sétimo mês, já é possível acrescentar novos carboidratos e proteínas vegetais e animais no almoço e agora também no jantar.

**TABELA I.H – PAPA SALGADA (NOVOS INGREDIENTES PARA O ALMOÇO E O JANTAR)**

| Carboidrato | Proteína vegetal e animal |
| --- | --- |
| Araruta | Amaranto |
| Arroz integral | Ervilha |
| Arroz japonês | Fava |
| Arroz negro | Feijão-azuqui |
| Arroz vermelho | Feijão-branco |
| Batata | Feijão-carioca |
| Batata-doce | Feijão-fradinho |
| Cará | Feijão moyashi |

| Carboidrato | Proteína vegetal e animal |
|---|---|
| Inhame | Feijão-preto |
| Macarrão de arroz* (se já tiver testado e aceitado o arroz) | Feijão-verde |
| Macarrão de quinoa* (se já tiver testado e aceitado a quinoa) | Gema de ovo caipira |
| Mandioca | Grão-de-bico |
| Mandioquinha | Lentilha |
| Tapioca (se a criança já tiver aceitado a mandioca) | Quinoa |
| | Semente de chia |
| | Tofu |

\* O macarrão não deve ter ovo em sua composição por causa da clara do ovo.

## Aos 8 meses de idade do bebê

A partir do oitavo mês, juntamente com as frutas, acrescentar cereais no café da manhã e no lanche da manhã e da tarde.

**TABELA I.I – LANCHE DA MANHÃ E DA TARDE (CARBOIDRATOS)**

| Carboidratos sem glúten |
|---|
| Flocos de amaranto |
| Flocos de quinoa |

## Dos 10 aos 12 meses de idade do bebê

A partir do décimo mês até completar 1 ano, acrescentar novos carboidratos no café da manhã e nos lanches.

**TABELA I.J – CAFÉ DA MANHÃ E LANCHE DA MANHÃ E DA TARDE (NOVOS CARBOIDRATOS)**

| Cereias sem glúten | Acompanhamentos |
|---|---|
| Batata-doce | Azeite |
| Biscoito sem glúten | Geleia natural de frutas sem açúcar |

**184** Introdução Alimentar

| Cereias sem glúten | Acompanhamentos |
|---|---|
| Bolacha sem glúten | Tahine |
| Cereais sem glúten | |
| Cookies sem glúten | |
| Farinha de arroz* | |
| Farinha de chia* | |
| Farinha de feijão* | |
| Farinha de grão-de-bico* | |
| Farinha de mandioca* | |
| Flocos de amaranto* | |
| Flocos de quinoa* | |
| Inhame | |
| Mandioca | |
| Panqueca sem glúten | |
| Pão sem glúten | |
| Tapioca | |
| Waffle sem glúten | |

Observação: O ideal é oferecer preparações sem ovos (sem a clara).

*Só introduzir esses alimentos se o bebê já tiver tido contato com o alimento base da preparação (feijão, arroz, amaranto, quinoa, mandioca, grão-de-bico etc.).

## TABELA I.K – ALMOÇO E JANTAR (NOVAS PROTEÍNAS)

| Proteínas |
|---|
| Frango caipira orgânico |
| Peru orgânico |
| Tempeh |

Observação: se a alimentação for vegetariana ou vegana, não oferecer frango nem peru.

Recomendações de alimentos para a introdução alimentar **185**

**TABELA I.L – LANCHE DA MANHÃ E DA TARDE (NOVAS FRUTAS)**

| Frutas |
| --- |
| Abio |
| Amora |
| Cacau |
| Cajá-manga |
| Carambola |
| Cereja |
| Coco |
| Cupuaçu |
| Damasco |
| Framboesa |
| Fruta-do-conde |
| Fruta-pão |
| Graviola |
| Jaca |
| Manga |
| Mangaba |
| Melancia |
| Melão |
| Mirtilo |
| Nectarina |
| Nêspera |
| Pêssego |
| Pitanga |
| Romã |
| Seriguela |
| Uva |

# Após 1 ano de idade do bebê

Depois que o seu bebê completa 1 ano de idade, você já pode acrescentar os alimentos das tabelas a seguir (alguns devem ser introduzidos aos poucos, como mencionado).

**TABELA I.M – PAPA SALGADA (ALMOÇO E JANTAR)**

| Verduras |
| --- |
| Agrião |
| Algas |
| Alface |
| Maxixe |
| Nabo |
| Pepino |
| Rabanete |
| Rúcula |
| Salsão |
| Jiló |

**TABELA I.N – OS ALIMENTOS DESTA TABELA DEVEM SER INTRODUZIDOS AOS POUCOS**

| Alimentos |
| --- |
| Abacaxi |
| Aveia |
| Cítricos: laranja, lima, limão, lima-da-pérsia, grapefruit, mexerica ou poncã |
| Clara de ovo, massas (sem glúten) com ovos |
| Frutas secas (damasco, tâmara, uva-passa, *cranberry*) |
| Mel |
| Melado |
| Milho, pipoca, fubá ou farinha de milho, polenta, macarrão de milho |
| Morango |
| Peixes pequenos, de águas frias e profundas |

A tabela a seguir traz alguns alimentos que ainda devem ser evitados, principalmente se um dos pais ou outros irmãos do bebê já apresentaram intolerância, sensibilidade imunológica ou alergia a um deles.

**TABELA I.O – ALIMENTOS CONTRAINDICADOS PARA A CRIANÇA**

| Alimentos |
| --- |
| Açaí |
| Açúcar |
| Amendoim |
| Café e álcool |
| Carne vermelha, frios, embutidos, defumados e enlatados |
| Condimentos e temperos fortes (açafrão, curry, canela, cravo, noz-moscada, pimenta, cominho, vinagre) |
| Frutos do mar |
| Leite animal e seus derivados (requeijão, queijos, ricota, creme de leite, leite em pó, soro do leite animal) |
| Outros compostos (leveduras, conservantes, corante, aromatizantes, aditivos, alimentos defumados) |
| Palmito, picles, alimentos em conserva |
| Soja em grão, carne de soja texturizada, leite de soja ou feijão de soja |
| Trigo, farinha de trigo refinada ou integral, cevada, centeio e malte |

## Após os 18 meses de idade do bebê

Devido a uma maior tolerância e melhor digestão, mais alguns alimentos (como os da tabela a seguir) já podem começar a fazer parte da alimentação do seu bebê.

**TABELA I.P – LANCHE DA MANHÃ E DA TARDE (NOVOS ALIMENTOS)**

| Alimentos |
| --- |
| Castanhas, oleaginosas (nozes, castanha-do-pará, amêndoas, avelã, pistache, castanha-de-caju, baru) |
| Laranja-lima, limão, lima-da-pérsia, grapefruit, mexerica ou poncã |

**188** Introdução Alimentar

Mesmo após os 18 meses de idade, ainda é importante evitar alguns alimentos, principalmente se um dos pais ou outros irmãos do bebê têm intolerância, sensibilidade imunológica ou alergia a um deles (veja a tabela a seguir).

**TABELA I.Q – ALIMENTOS CONTRAINDICADOS**

| |
|---|
| Açaí |
| Açúcar e doces |
| Amendoim |
| Café e álcool |
| Carne vermelha, frios, embutidos, defumados e enlatados |
| Condimentos e temperos fortes (açafrão, curry, canela, cravo, noz-moscada, pimenta, cominho, vinagre) |
| Frutos do mar |
| Leite animal e seus derivados (requeijão, queijos, ricota, creme de leite, leite em pó, soro do leite animal) |
| Outros compostos: leveduras, conservantes, corante, aromatizantes, aditivos, alimentos defumados |
| Palmito, picles, alimentos em conserva |
| Soja em grão, carne de soja texturizada, leite de soja ou feijão de soja |
| Trigo, farinha de trigo refinada ou integral, cevada, centeio e malte |

# Após os 2 anos de idade do bebê

Após essa idade, a maioria dos alimentos já pode ser oferecida ao seu filho, lembrando sempre que deverá haver um rodízio entre eles, para que nada seja consumido em excesso. Os alimentos da tabela abaixo devem ser introduzidos aos poucos, em pequena quantidade e com rotatividade de consumo.

**TABELA I.R – ALIMENTOS QUE PODEM SER INTRODUZIDOS AOS POUCOS**

| |
|---|
| Açaí |
| Condimentos e temperos fortes (açafrão, curry, canela, cravo, noz-moscada, pimenta, cominho, vinagre) |
| Palmito, picles e alimentos em conserva |

Caso um dos pais ou irmãos da criança apresente sensibilidade, alergia alimentar ou intolerância a algum dos alimentos da tabela a seguir, então esses alimentos, mesmo após os 2 anos completos da criança, são contraindicados para o seu consumo frequente. Evite expor a criança frequentemente a estes alimentos para que ela não desenvolva alguma alergia ou intolerância alimentar, uma vez que isso já se faz presente em algum familiar próximo.

**TABELA I.S – ALIMENTOS CONTRAINDICADOS**

| |
|---|
| Açúcar |
| Amendoim |
| Café e álcool |
| Carne vermelha, frios, embutidos, defumados e enlatados |
| Frutos do mar |
| Leite animal e seus derivados (requeijão, queijos, ricota, creme de leite, leite em pó, soro do leite animal) |
| Outros compostos: leveduras, mofo, conservantes, corante, aromatizantes, aditivos, alimentos defumados |
| Soja em grão, carne de soja texturizada, leite de soja ou feijão de soja |
| Trigo, farinha de trigo refinada ou integral, cevada, centeio e malte |

## Cuidados no momento da ingestão de alguns alimentos

Para evitar que a criança engasgue na hora das refeições, ela deve estar sentada, de preferência em um cadeirão. Também é melhor evitar muitas brincadeiras e risadas e virar o rosto dela para cima com o alimento na boca. Outro cuidado a ser tomado é não deixar a criança colocar vários alimentos de uma vez dentro da boca.

A seguir alguns alimentos que apresentam riscos no momento da ingestão:

- Uva inteira
- Salsicha inteira
- Pipoca
- Marshmallow

- Uva-passa
- Ovo de codorna
- Ovo de galinha
- Bala
- Pirulito
- Chiclete
- Manteiga de amendoim
- Creme de cacau com avelã e leite
- Pastas
- Frutas secas
- Frutas frescas
- Casquinha de sorvete
- Castanhas
- Vegetais crus

## Na prática com Sophia

Após o período de amamentação exclusiva e frequente da Sophia, tomei o cuidado de anotar sua rotina alimentar durante as primeiras semanas de introdução alimentar, para poder, depois, compartilhar com outros pais no intuito de orientá-los e ajudá-los com seus próprios bebês.

Os tópicos anotados foram data e horário, consistência, alimentos/ingredientes, aceitação, quantidade ingerida, alimento novo, alimento repetido e reação – como você poderá conferir posteriormente, na Tabela II:"Introdução alimentar: quatro primeiras semanas".

Nos primeiros dias, ofereci à Sophia a papinha salgada no período da tarde, às 13h, longe de suas mamadas habituais. Percebi, porém, que ela não se interessava muito pelo alimento, pois estava satisfeita com a mamada anterior, que geralmente ocorria às 11h. Passei, então, a dar a papinha salgada no horário da mamada das 11h, correspondendo ao seu almoço.

Durante as duas primeiras semanas, até ela conseguir comer uma quantidade suficiente para sustentá-la, ofereci a mamada como complemento, uns trinta minutos após o final da refeição do almoço. Na terceira semana, por fim, já pude excluir a mamada do almoço.

Quanto à introdução da fruta no lanche da manhã (9h), não foi algo facilmente aceito por Sophia, pois esse era um horário em que ela não estava acostumada a comer e ainda parecia bem satisfeita com a mamada da manhã (às 7h) – ela sempre comia bem pouquinho, duas a três colheres infantis apenas. O objetivo, porém, era fazer que ela experimentasse os diferentes sabores e texturas de cada uma das frutas que eu ia introduzindo em sua alimentação.

Aos poucos, com o aumento da necessidade energética e com a constância dos novos hábitos, após algumas semanas minha neném passou a comer mais. Com 8 meses completos, Sophia mamava no café da manhã, comia fruta no lanche da manhã, papa salgada amassada no almoço, fruta e mamada no lanche da tarde e novamente papa salgada amassada no jantar.

Ela logo passou a comer bem em todas as refeições. No lanche da tarde, comia uma banana pequena, ou meia pera, ou um figo, ou meio mamão, por exemplo. No almoço e no jantar, Sophia comia em média umas 25 colheres infantis da papinha.

Durante todo o dia, tomava de quatro a seis copos infantis de água de coco, mas recusava água.

## TABELA I: MAMADAS: DOS 4 AOS 6 MESES

| Horário | Refere-se à refeição: |
| --- | --- |
| Entre 7h e 7h30 | Café da manhã |
| Entre 9h e 9h30 | Lanche da manhã* |
| Entre 11h e 11h30 | Almoço |
| Entre 14h30 e 15h | Lanche da tarde |
| Entre 17h30 e 18h | Jantar |
| Entre 19h30 e 20h | Ceia |

## TABELA II: INTRODUÇÃO ALIMENTAR: QUATRO PRIMEIRAS SEMANAS

| Data e horário | Consistência | Alimentos/ ingredientes | Aceitação | Quantidade ingerida | Alimento novo | Alimento repetição | Reação |
|---|---|---|---|---|---|---|---|
| Semana 1 | | | | | | | |
| 7/11/11 13h20 – Almoço | Papa pastosa passada na peneira | Cará + cenoura + pitada de sal | Boa | 3 colheres infantis | Cará e cenoura | Nenhum | Nenhuma |
| 8/11/11 13h10 – Almoço | Papa pastosa passada na peneira | Cará + cenoura + pitada de sal | Ruim | 1 colher infantil | Nenhum | Cará e cenoura | Nenhuma |
| 9/11/11 11h15 – Almoço | Papa pastosa passada na peneira | Mandioquinha + chuchu + pitada de sal + azeite | Boa | 4 colheres infantis | Mandioquinha e chuchu | Nenhum | Nenhuma |
| 10/11/11 11h10 – Almoço | Papa pastosa passada na peneira | Mandioquinha + chuchu + pitada de sal + azeite | Boa | 5 colheres infantis | Nenhum | Mandioquinha e chuchu | Nenhuma |
| 11/11/11 11h10 – Almoço | Papa pastosa passada na peneira | Batata-doce + abobrinha + pitada de sal + azeite | Boa | 5 colheres infantis | Batata-doce e abobrinha | Nenhum | Nenhuma |
| 12/11/11 11h10 – Almoço | Papa pastosa passada na peneira | Batata-doce + abobrinha + pitada de sal + azeite | Boa | 6 colheres infantis | Nenhum | Batata-doce e abobrinha | Nenhuma |
| 13/11/11 11h10 – Almoço | Papa pastosa passada na peneira | Abóbora + pitada de sal + azeite | Boa | 6 colheres infantis | Abóbora | Nenhum | Nenhuma |
| 14/11/11 12h – Almoço | Papa pastosa passada na peneira | Abóbora + pitada de sal + azeite | Boa | 6 colheres infantis | Nenhum | Abóbora | Nenhuma |
| Semana 2 | | | | | | | |

| | | | | | | | |
|---|---|---|---|---|---|---|---|
| 15/11/11 11h15 Almoço | Papa pastosa passada na peneira | Cará+ cenoura + acelga + pitada de sal + azeite | Boa | 7 colheres infantis | Acelga | Nenhum | Nenhuma |
| 16/11/11 11h15 Almoço | Papa pastosa passada na peneira | Cará + cenoura + acelga + pitada de sal + azeite | Muito boa | 10 colheres infantis | Nenhum | Acelga | Nenhuma |
| 17/11/11 11h Almoço | Papa pastosa passada na peneira | Mandioquinha + chuchu + repolho roxo + pitada de sal + azeite | Muito boa | 8 colheres infantis | Repolho roxo | Nenhum | Nenhuma |
| 18/11/11 11h20 Almoço | Papa pastosa passada na peneira | Mandioca + beterraba + repolho roxo + azeite + pitada de sal | Muito boa | 10 colheres infantis | Mandioca e beterraba | Repolho roxo | Nenhuma |
| 19/11/11 11h20 Almoço | Papa pastosa passada na peneira | Mandioca + beterraba + couve + azeite + pitada de sal | Boa | 8 colheres infantis | Couve | Mandioca e beterraba | Nenhuma |
| 20/11/11 12h Almoço | Papa pastosa passada na peneira | Mandioquinha + abobrinha + couve + azeite + pitada de sal | Muito boa | 10 colheres infantis | Nenhum | Couve | Nenhuma |
| 21/11/11 11h20 Almoço | Papa pastosa passada na peneira | Mandioquinha + abobrinha + espinafre + azeite + pitada de sal | Muito boa | 10 colheres infantis | Espinafre | Nenhum | Nenhuma |
| Semana 3 | | | | | | | |
| 22/11/11 9h – Lanche da manhã | Fruta raspada | Mamão | Ruim | 1 colher infantil | Mamão | Nenhum | Nenhuma |

| | | | | | | | |
|---|---|---|---|---|---|---|---|
| 22/11/11 11h20 – Almoço | Papa pastosa passada na peneira | Inhame + abóbora + espinafre + azeite + pitada de sal | Boa | 10 colheres infantis | Inhame | Espinafre | Nenhuma |
| 23/11/11 9h – Lanche da manhã | Fruta raspada | Mamão | Ruim | 2 colheres infantis | Nenhum | Mamão | Nenhuma |
| 23/11/11 11h20 – Almoço | Papa pastosa passada na peneira | Inhame + abóbora + couve-flor + azeite + pitada de sal | Boa | 8 colheres infantis | Couve-flor | Nenhum | Nenhuma |
| 24/11/11 9h –Lanche da manhã | Fruta raspada | Maçã crua | Ruim | 1 colher infantil | Maçã crua | Nenhum | Nenhuma |
| 24/11/11 11h20 – Almoço | Papa pastosa passada na peneira | Mandioquinha + cenoura + couve-flor + azeite + pitada de sal | Boa | 8 colheres infantis | Nenhuma | Nenhum | Nenhuma |
| 25/11/11 16h30 – Lanche da tarde | Fruta raspada | Mamão | Ruim | 3 colheres infantis | Nenhum | Nenhum | Nenhuma |
| 25/11/11 11h – Almoço | Papa pastosa passada na peneira | Mandioquinha + cenoura + quiabo + azeite + pitada de sal | Boa | 10 colheres infantis | Quiabo | Nenhum | Nenhuma |
| 26/11/11 9h – Lanche da manhã | Fruta raspada | Pera | Boa | 3 colheres infantis | Pera | Nenhum | Nenhuma |

| 26/11/11 11h20 – Almoço | Papa pastosa passada na peneira | Batata-doce + brócolis + quiabo + azeite + pitada de sal | Boa | 10 colheres infantis | Brócolis | Quiabo | Nenhuma |
|---|---|---|---|---|---|---|---|
| 27/11/11 9h – Lanche da manhã | Fruta raspada | Pera | Boa | 5 colheres infantis | Nenhum | Pera | Nenhuma |
| 27/11/11 11h20 Almoço | Papa pastosa passada na peneira | Batata-doce + beterraba + brócolis + azeite + pitada de sal | Boa | 4 colheres infantis | Nenhum | Nenhum | Nenhuma |
| **Semana 4** | | | | | | | |
| 28/11/11 9h – Lanche da manhã | Fruta raspada | Maçã cozida | Boa | 4 colheres infantis | Nenhuma | Maçã | Nenhuma |
| 28/11/11 11h20 – Almoço | Papa pastosa passada na peneira | Inhame + beterraba + alho-poró + ervilha fresca cozida + azeite + pitada de sal | Boa | 8 colheres infantis | Alho-poró e ervilha fresca cozida | Nenhum | Nenhuma |
| 29/11/11 9h – Lanche da manhã | Fruta raspada | Mamão | Boa | 4 colheres infantis | Nenhuma | Mamão | Nenhuma |
| 29/11/11 11h30 – Almoço | Papa pastosa passada na peneira | Inhame + quiabo + alho-poró + ervilha fresca cozida + azeite + pitada de sal | Boa | 4 colheres infantis | Nenhuma | Alho-poró e ervilha fresca cozida | Nenhuma |

| Data/Refeição | Preparação | Alimentos | Aceitação | Quantidade | Reação 1 | Reação 2 | Reação 3 |
|---|---|---|---|---|---|---|---|
| 30/11/11<br>9h – Lanche da manhã | Fruta raspada | Mamão | Boa | 4 colheres infantis | Nenhuma | Mamão | Nenhuma |
| 30/11/11<br>11h30 – Almoço | Papa pastosa passada na peneira | Cará + quiabo + espinafre + lentilha + azeite + pitada de sal | Boa | 8 colheres infantis | Lentilha | Nenhum | Nenhuma |
| 1º/12/11<br>9h – Lanche da manhã | Fruta amassada | Banana | Boa | 4 colheres infantis | Banana | Nenhum | Nenhuma |
| 1º/12/11<br>11h30 – Almoço | Papa pastosa passada na peneira | Cará + cenoura + espinafre + lentilha + azeite + pitada de sal | Boa | 8 colheres infantis | Nenhum | Lentilha | Nenhuma |
| 2/12/11<br>9h – Lanche da manhã | Fruta amassada | Figo | Boa | 3 colheres infantis | Figo | Nenhum | Nenhuma |
| 2/12/11<br>11h30 – Almoço | Papa pastosa passada na peneira | Batata-doce + abobrinha + couve + feijão-fradinho + azeite + pitada de sal | Boa | 8 colheres infantis | Nenhum | Feijão-fradinho | Nenhuma |
| 3/12/11<br>9h – Lanche da manhã | Fruta amassada | Figo | Boa | 3 colheres infantis | Nenhum | Figo | Nenhuma |
| 3/12/11<br>11h30 – Almoço | Papa pastosa passada na peneira | Mandioca + abobrinha + couve + Lentilha rosa + azeite + pitada de sal | Boa | 8 colheres infantis | Lentilha rosa | Nenhum | Nenhuma |

| 4/12/11 9h – Lanche da manhã | Fruta amassada | Pera | Boa | 4 colheres infantis | Nenhum | Nenhum | Nenhuma |
|---|---|---|---|---|---|---|---|
| 4/12/11 11h30 – Almoço | Papa pastosa passada na peneira | Mandioca + couve-flor + vagem + lentilha rosa + azeite + pitada de sal | Boa | 8 colheres infantis | Vagem | Lentilha rosa | Nenhuma |
| Semana 5 | | | | | | | |
| 5/12/11 9h – Lanche da manhã | Fruta raspada | Pera | Boa | 3 colheres infantis | Nenhum | Nenhum | Nenhuma |
| 5/12/11 11h30 – Almoço | Papa pastosa passada na peneira | Mandioca + couve-flor + vagem + lentilha rosa + azeite + pitada de sal | Boa | 8colheres infantis | Vagem | Lentilha rosa | Nenhuma |
| 5/12/11 17h15 – Jantar | Papa pastosa passada na peneira | Mandioca + couve-flor + vagem + lentilha rosa + azeite + pitada de sal | Boa | 8 colheres infantis | Vagem | Lentilha rosa | Nenhuma |
| 6/12/11 9h – Lanche da manhã | Fruta raspada | Pera | Boa | 6 colheres infantis | Nenhum | Nenhum | Nenhuma |
| 6/12/11 11h30 – Almoço | Papa pastosa passada na peneira | Mandioquinha + couve-flor + vagem + feijão-azuqui+ azeite + pitada de sal | Boa | 8colheres infantis | Feijão-azuqui | Vagem | Nenhuma |

| | | | | | | | | |
|---|---|---|---|---|---|---|---|---|
| 6/12/11 17h15 – Jantar | Papa pastosa passada na peneira | Mandioquinha + alho-poró + vagem + feijão-azuqui+ azeite + pitada de sal | Boa | 8 colheres infantis | Feijão-azuqui | Vagem | Nenhuma |
| 7/12/11 9h – Lanche da manhã | Fruta raspada | Mamão | Muito boa | 6 colheres infantis | Nenhum | Nenhum | Nenhuma |
| 7/12/11 11h30 – Almoço | Papa pastosa passada na peneira | Mandioquinha + abóbora + alho-poró+ feijão-azuqui azeite + pitada de sal | Muito boa | 12 colheres infantis | Nenhum | Feijão-azuqui | Nenhuma |
| 7/12/11 17h15 – Jantar | Papa pastosa passada na peneira | mandioquinha + abóbora + alho-poró + feijão-azuqui+ azeite + pitada de sal | Muito boa | 12 colheres infantis | Nenhum | Feijão-azuqui | Nenhuma |
| 8/12/11 9h – Lanche da manhã | Fruta amassada | Banana | Boa | 8 colheres infantis | Nenhum | Nenhum | Nenhuma |
| 8/12/11 11h30 – Almoço | Papa pastosa passada na peneira | Cará + abóbora + acelga + feijão-carioca + azeite + pitada de sal | Boa | 25colheres infantis | Feijão-carioca | Nenhum | Nenhuma |
| 8/12/11 17h15 – Jantar | Papa pastosa passada na peneira | Mandioquinha + abóbora + acelga + feijão-carioca + azeite + pitada de sal | Boa | 25 colheres infantis | Nenhum | Nenhum | Nenhuma |

Anexo 11
# Dicas culinárias

Neste anexo você encontrará várias dicas úteis para o dia a dia e receitas simples para variar a maneira de apresentar os alimentos para o seu bebê.

# Dicas

## Que panela usar?

Para cozinhar os alimentos do bebê, utilize panelas de vidro ou de aço inox; evite usar utensílios de cobre, alumínio, barro, ferro e pedra. Se preferir, separe algumas panelas somente para o preparo dos alimentos para o bebê. Higienize bem os utensílios e panelas antes de usá-los.

## Armazenamento dos alimentos

Não utilize recipientes de plástico para armazenar a comida do bebê, principalmente se o alimento estiver quente ou se for congelado. Existem recipientes livres de BPA (BPA Free), mas os outros compostos tóxicos do plástico ainda estão presentes, por isso evite. Evite aquecer a refeição do bebê no micro-ondas; se o fizer, que nunca seja dentro de recipientes de plástico, prefira sempre recipientes de vidro para aquecimento e armazenamento. Quando for aquecer a comida, faça diretamente na panela ou em banho-maria.

## Que alimentos comprar?

Procure oferecer para a criança alimentos frescos, naturais e orgânicos, livres de agrotóxicos e pesticidas. Dê preferência aos produtos sazonais, que sejam da época e estejam na safra. Evite os industrializados, processados e com o prazo de validade próximo de vencer.

## Como lavar os alimentos *in natura*?

Primeiro lave as frutas e verduras em água corrente, depois deixe-as de molho por vinte minutos em uma bacia com água potável – separando uma bacia para frutas e outra para verduras. Não misture, não corte os cabos, não tire a pele nem as sementes de alimento algum. Depois coloque os alimentos ainda inteiros de molho por mais trinta minutos em outra vasilha (ainda em bacias separadas) de água potável com Hidrosteril (veja a orientação de uso na embalagem do próprio produto). Caso não tenha Hidrosteril, pode substituir por água sanitária (uma colher de sopa para um litro de água potável) ou vinagre (uma colher de sopa para meio litro de água potável). Após trinta minutos, eles já estão prontos para o consumo; não é preciso enxaguar os alimentos.

## Cuidados na compra e armazenamento de castanhas

Na hora de comprar castanhas, observe a procedência e se o local onde as oleaginosas estão armazenadas é limpo e fresco, especialmente no caso de nozes, amêndoa e castanha-do-pará os principais alvos de fungos. Se puder, compre com a casca, que mantém a castanha íntegra por mais tempo. Para armazenar, coloque cada castanha em recipientes de vidro fechados, em lugar fresco e escuro. Não deixe as castanhas em contato com o ar e com a incidência de luz, pois elas podem ficar rançosas, pode haver proliferação de fungos, além de ocorrer perda de nutrientes. Para que durem mais, guarde as castanhas dentro da geladeira, por cerca de seis meses, ou no congelador, por até um ano.

# Receitas para a introdução alimentar

## Papa salgada

Lave bem em água corrente os legumes (cenoura, chuchu, abóbora ou abobrinha...) e o carboidrato (arroz, inhame, mandioquinha ou mandioca...). Tire a casca e os caroços caso alguns alimentos os tenham. Coloque água filtrada para ferver – o suficiente para cobrir os alimentos. Depois que a água entrar em ebulição, coloque os alimentos, com uma pitada de sal. Cozinhe em panela de vidro, de inox ou panela de pressão de inox. Deixe cozinhar até que fiquem bem macios, quase desmanchando. Amasse com um garfo e, se necessário (somente nas primeiras semanas da introdução alimentar), passe em peneira grossa. Tempere com azeite e uma pitada de sal, deixe esfriar um pouco, prove e sirva para o bebê em uma colher de silicone. Se quiser, após a terceira semana, passe a temperar a papa com ervas frescas, alho ou cebola.

## Cozimento de vegetais

Lave bem o vegetal em água corrente, cozinhe em água filtrada ou no vapor até ficar bem macio, desmanchando. Amasse com garfo e, se necessário (somente nas primeiras semanas da introdução alimentar), passe na peneira grossa. Sirva os alimentos separadamente no prato, para que a criança possa distinguir os diferentes sabores, cores e formatos.

## Cozimento de leguminosas (feijões, grão-de-bico, lentilha, ervilha e fava)

Faça o remolho da leguminosa – deixe-a de molho por 24 horas, trocando a água a cada oito horas, ou deixe-a de molho em água quente por 12 horas, trocando a água antes do cozimento. O remolho é extremamente importante, pois possibilita a eliminação de fatores antinutricionais e fatores causadores de flatulência, presentes nas leguminosas.

Cozinhe em panela de pressão de inox, com água filtrada e sal marinho (se quiser, acrescente louro ou alga kombu na água do cozimento), até o grão ficar bem mole, desmanchando. Depois, amasse com o garfo e, somente no início da introdução alimentar, passe na peneira grossa, pois a criança pode engasgar com a casca das leguminosas. Sirva os alimentos separadamente para que a criança possa distinguir os diferentes sabores, cores e formatos.

## Cozimento de arroz e quinoa

Deixe de molho durante 24 horas, trocando a água pelo menos duas vezes. Coe, enxágue e seque o grão em uma panela quente de inox. Isso deixa o grão mais saboroso, macio e facilita o cozimento. Quando estiver seco e começar a sair um aroma de grão tostado, adicione o caldo de legumes morno ou água morna. Deixe ferver, abaixe o fogo e cozinhe em fogo baixo até começar a secar o fundo. Antes de a água secar por completo, desligue o fogo e deixe o grão acabar de cozinhar dentro da panela tampada. Tempere com azeite e um pouco de sal marinho.

A proporção do arroz é uma xícara de chá de grão para duas xícaras de chá de caldo. A proporção da quinoa é uma xícara de chá de grão para uma xícara de chá de caldo.

# Anexo III
# Receitas

## Papinha para auxiliar no trânsito intestinal

*Ingredientes*
- Abóbora – sem casca e sem semente
- Quiabo – tirar as pontas
- Beterraba – sem casca
- Flocos de quinoa
- Flocos de amaranto
- Óleo de linhaça
- Pitada de sal marinho

Observação: A quantidade dos ingredientes depende do tamanho da criança e de quanto ela já está comendo.

*Modo de preparo*

Lave bem todos os alimentos. Cozinhe a abóbora e o quiabo no vapor até ficarem bem macios. Cozinhe a beterraba em panela de pressão até ficar bem macia. Amasse separadamente com garfo a abóbora e a beterraba (quanto maior for a criança, mais pedaços os alimentos podem ter. Se o bebê for ainda muito pequeno, com 6 ou 7 meses, dê os alimentos bem amassados em forma de papa). Passe o quiabo na peneira para extrair baba e fibras. Coloque os alimentos separadamente no prato, para que a criança identifique as diferenças de cores, texturas e formatos.Acrescente um fio de óleo de linhaça, uma pitada de sal, um pouco de flocos de quinoa e de amaranto. Prove e sirva em temperatura morna.

## Papinha para auxiliar no intestino solto

*Ingredientes*
- Cenoura – tirar as pontas e raspar
- Batata-doce – sem casca
- Chuchu – sem casca
- Azeite de oliva
- Pitada de sal marinho

Observação: A quantidade dos ingredientes depende do tamanho da criança e de quanto ela já está comendo.

*Modo de preparo*
Lave bem todos os alimentos. Cozinhe o chuchu e a cenoura no vapor até ficarem bem macios. Cozinhe a batata em panela de pressão até ficar bem macia. Amasse separadamente com garfo todos os legumes (quanto maior for a criança, mais pedaços os alimentos podem ter. Se o bebê for ainda muito pequeno, com 6 ou 7 meses, dê os alimentos bem amassados em forma de papa). Coloque os alimentos separadamente no prato, para que a criança identifique as diferenças de cores, texturas e formatos. Acrescente um fio de azeite de oliva e uma pitada de sal. Prove e sirva em temperatura morna.

## Papinha básica para o período de transição (9 a 12 meses)

*Ingredientes*
- 1 legume (cenoura, beterraba, abobrinha, chuchu, berinjela ou abóbora
- 1 vegetal (repolho, couve, alho-poró ou acelga etc.)
- 1 cereal (arroz vermelho, arroz negro, arroz integral, quinoa, amaranto ou milho etc.)
- 1 leguminosa – proteína (feijão-branco, fava, feijão-fradinho, feijão-carioca, feijão-preto, feijão-rosinha, grão-de-bico, lentilha, tofu ou ervilha etc.)
- Azeite de oliva

- 1 colher de chá de óleo essencial (gergelim, chia ou linhaça)
- Pitada de sal marinho

*Modo de preparo*

Lave bem todos os alimentos. Cozinhe o legume e o vegetal escolhidos no vapor até ficarem bem macios. Cozinhe o cereal e a proteína em panela de pressão até ficarem macios. Amasse os alimentos delicadamente com um garfo, deixando alguns pedaços macios. Coloque os alimentos separadamente no prato, para que a criança identifique as diferenças de cores, texturas e formatos. Acrescente um fio de azeite de oliva, o óleo essencial e uma pitada de sal. Prove e sirva em temperatura morna.

# Receitas para o bebê (a partir de 12 meses de idade) e para toda a família

## Vitamina básica

*Ingredientes*

- 1 maçã ou 1 banana ou ½ abacate pequeno
- 2 xícaras de chá de água mineral ou água de coco
- ½ xícara de chá de castanhas (caju, macadâmia, amêndoa, nozes etc.)
- ½ colher de chá de canela
- 1 pitada de sal marinho
- 1 colher de chá de gergelim ou linhaça
- 1 colher de sopa de flocos de quinoa ou amaranto
- Mel, melado ou agave a gosto (opcional)

*Modo de preparo*

Bata no liquidificador as castanhas com a água, coe e volte o leite de castanhas para o liquidificador. Acrescente os demais ingredientes e bata bem até incorporar tudo. Sirva fresco. Se for demorar para ser-

206 Introdução Alimentar

vir, bata o líquido novamente no liquidificador para incorporar bem todos os ingredientes antes de dar à criança.

*Orientações nutricionais*

Ótima opção para desjejum e lanches. Evite o consumo com as refeições. Rica em proteína, vitaminas e sais minerais.

*Sugestão de consumo*

1 copo de 100 ml para a criança no desjejum ou lanche.

## Bolo de morango e baunilha (sem glúten e sem lactose)

*Ingredientes*

- 1 ½ xícara de chá de farinha de arroz
- 1 xícara de chá de fécula de batata
- ½ xícara de chá de polvilho doce
- 1½ colher de chá de fermento
- 1½ colher de chá de bicarbonato de sódio
- 1 colher de chá de sal marinho
- 1½ colher de chá de goma xantana
- ½ xícara de chá de mel puro
- ½ xícara de chá de agave
- ⅓ de xícara de chá de óleo de coco extravirgem líquido
- ⅓ de xícara de chá de "ovos" de linhaça (2 colheres de sopa de linhaça triturada misturada com 8 colheres de sopa de água quente) ou 2 ovos caipiras
- 1 xícara de chá de leite vegetal (amêndoas, aveia ou arroz)
- 2 colheres de sopa de extrato de baunilha
- 1 colher de chá de vinagre de maçã
- 2 a 3 xícaras de chá de morangos frescos

*Modo de preparo*

Preaqueça o forno a 180ºC. Unte uma forma grande com óleo de coco. Em uma bacia, coloque os ingredientes secos e misture-os bem. Em outra bacia, misture bem os ingredientes líquidos até ficarem homogêneos. Acrescente os líquidos aos secos e misture gentilmente para não tirar o ar que o fermento dá à massa. Acrescente os morangos e misture cuidadosamente. Distribua a massa na forma e leve para assar por cerca de 35 minutos ou até o palito sair limpo. Deixe esfriar antes de servir.

*Orientações nutricionais*
Ótima opção para desjejum e lanches. Evite o consumo com as refeições. Rico em carboidrato, vitaminas e sais minerais.

*Sugestão de consumo*
1 fatia pequena (50gramas) para a criança no desjejum ou lanche.

## Guacamole

*Ingredientes*
- ♦ 1 abacate grande sem casca e sem semente
- ♦ 5 colheres de chá de coentro bem picado
- ♦ 2 colheres de chá de suco de limão
- ♦ ½ colher de chá de sal marinho

*Modo de preparo*
Amasse bem o abacate até ficar um creme – caso queira, pode passar no processador rapidamente. Acrescente os demais ingredientes, corrija o tempero e ofereça à criança em temperatura ambiente.

*Orientações nutricionais*
Ótima opção para acompanhar legumes cozidos, cereais e leguminosas ou pão. Rico em gorduras monoinsaturadas, vitaminas e sais minerais.

*Sugestão de consumo*
2 colheres de sopa para a criança.

## Homus (pastinha)

*Ingredientes*
- 2 xícaras de chá de grão-de-bico bem cozido
- ¼ de xícara de chá de tahine (pasta de gergelim)
- ¼ de xícara de chá de suco de limão
- 1 dente de alho bem picado
- 1 colher de chá de sal marinho
- ¼ de xícara de chá de azeite de oliva extravirgem
- ¼ a ½ xícara de chá da água de cozimento do grão-de-bico

*Modo de preparo*
Misture o grão-de-bico já cozido, o tahine, o suco de limão, o alho, o sal e o azeite de oliva no processador e bata até ficar um creme homogêneo. Com o processador em funcionamento, acrescente o caldo de cozimento do grão-de-bico lentamente até ficar na consistência cremosa.

*Orientações nutricionais*
Ótima opção para acompanhar legumes cozidos, cereais e leguminosas ou pão. Rico em gorduras monoinsaturadas, proteínas, vitaminas e sais minerais.

*Sugestão de consumo*
3 colheres de sopa para a criança.

## Purê de feijão-fradinho

*Ingredientes*
- 4 xícaras de chá de feijão-fradinho cozido
- 2 colheres de sopa de suco de limão
- ½ colher de chá de alho bem picado
- 1 colher de chá de sal marinho
- 2 colheres de sopa de azeite de oliva extravirgem
- 1 colher de sopa de cebolinha bem picada

Observação: Como opções, no lugar do feijão-fradinho, pode-se usar fava, qualquer outro feijão, lentilha, ervilha etc.

*Modo de preparo*
Bata tudo com o mixer ou no processador.

*Orientações nutricionais*
Ótima opção para acompanhar legumes cozidos, torradas e cereais. Rico em proteínas, vitaminas e sais minerais.

*Sugestãode consumo*
3 colheres de sopa para a criança.

## Purê de mandioquinha

*Ingredientes*
- 2 quilos de mandioquinha média sem pele; podem ser também utilizados batata-doce, mandioca, batata, cará ou inhame (2 quilos de tubérculo)
- Sal marinho a gosto
- 2 colheres de sopa de azeite de oliva extravirgem
- ½ xícara de chá de caldo de legumes
- 5 dentes de alho assados
- Alecrim fresco bem picado (opcional)

*Modo de preparo*
Cozinhe as mandioquinhas até ficarem macias. Enxágue e amasse até virarem um creme. Coloque na panela, acrescente o azeite, o caldo de legumes e o sal. Mexa bem para ficar homogêneo. Acrescente o alho e o alecrim. Prove e corrija o tempero. Deve ficar um creme homogêneo. Sirva morno.

*Orientações nutricionais*
Ótima opção para acompanhar legumes cozidos, cereais e leguminosas. Rico em carboidrato, vitaminas e sais minerais.

**210** Introdução Alimentar

*Sugestão de consumo*
4 colheres de sopa para a criança.

## Purê de couve-flor

*Ingredientes*
- 1 maço de couve-flor
- 3 colheres de sopa de azeite de oliva extravirgem
- Sal marinho a gosto

*Modo de preparo*
Cozinhe a couve-flor no vapor por 15 minutos, depois bata todos os ingredientes no liquidificador. Servir morno.

*Orientações nutricionais*
Ótima opção para acompanhar legumes cozidos, cereais e leguminosas. Rico em carboidrato, gordura, vitaminas e sais minerais.

*Sugestão de consumo*
3 colheres de sopa para a criança.

## Sopa de lentilha

*Ingredientes*
- 1 cebola bem picada
- 1 cenoura picada
- 2 talos de salsão picados
- 2 colheres de sopa de azeite de oliva extravirgem
- 1 folha de louro
- 2 colheres de sopa de vinagre de arroz
- 4 xícaras de chá de água
- 1 xícara de chá de lentilhas
- 1 colher de sopa de sal marinho
- ½ maço de espinafre ou couve bem picados
- 1 xícara de chá de batata ou mandioca ou mandioquinha em pedaços

*Modo de preparo*
Em uma panela média, refogue a cebola, as cenouras e o salsão no azeite de oliva. Acrescente os temperos e as ervas, a lentilha, a batata, a água e deixe cozinhar por aproximadamente 40 minutos. Reduza o fogo, acrescente mais água, se precisar, e ajuste o tempero, caso seja necessário. Coloque o espinafre ou a couve no final, quando a sopa já estiver pronta, e cozinhe no fogo baixo por mais 2 minutos. Sirva morna e salpique salsinha fresca.

*Orientações nutricionais*
Ótima opção para jantar. Rica em carboidrato, proteínas, vitaminas e sais minerais.

*Sugestão de consumo*
100 ml para a criança.

## Sopa creme de cenoura

*Ingredientes*
- 2 colheres de sopa de azeite de oliva extravirgem
- 1 cebola grande cortada em cubos médios
- ½ colher de chá de sal marinho
- 5 xícaras de caldo de legumes ou água
- 10 cenouras (900 gramas) sem pele cortadas em cubos. Pode substituir a cenoura por couve-flor, brócolis, aspargos, alho-poró, abobrinha, chuchu etc.
- 2 mandioquinhas (105 gramas) sem casca, cortadas em cubos (no lugar da mandioquinha podem ser usados mandioca, batata-doce, cará ou inhame)
- 1 colher de chá de suco de limão
- 2 colheres de sopa de dill (erva aromática, também conhecida como endro ou aneto) picado para guarnição (opcional)

*Modo de preparo*
Em uma panela média, aqueça o azeite, o sal e cozinhe a cebola até ficar translúcida, sem dourar, mexendo de vez em quando, por 5 a 8

minutos – não deixe ferver. Adicione a cenoura e refogue por mais 5 minutos em fogo baixo, mexendo de vez em quando. Adicione o caldo e as mandioquinhas, aumente o fogo, deixe ferver, reduza e continue cozinhando mais 25 minutos em fogo baixo, mexendo de vez em quando, até os legumes ficarem macios. Bata no liquidificador, passe no coador, se precisar, tempere com limão e sal, acrescente mais caldo, se necesário, e sirva morna guarnecida com dill bem picado.

*Orientações nutricionais*

Ótima opção para o jantar, desde que acompanhe uma proteína; pode colocar flocos de quinoa, amaranto ou pedaços macios de tofu. Rica em carboidrato, vitaminas e sais minerais.

*Sugestão de consumo*

100 ml para a criança.

## Cozido de tofu com legumes

*Ingredientes*

- 1 cebola média bem picada
- 2½ xícaras de chá de caldo natural de legumes
- 1 dente de alho bem picado
- ½ quilo de tofu orgânico firme – escorrer todo o líquido, espremer bem – cortado em cubos pequenos
- 2 colheres de sopa de azeite de oliva extravirgem
- ¼ de colher de chá de sal marinho
- 350 gramas de batata-doce (3 batatas médias) sem pele cortadas em cubos médios
- 250 gramas de cenouras (3 cenouras médias) cortadas em cubos médios
- 1 folha de louro
- ½ colher de chá de tomilho fresco
- 1 colher de chá de maisena
- ½ xícara de chá de ervilhas frescas cozidas
- Sal marinho

### Modo de preparo

Doure ligeiramente as cebolas em fogo médio em ½ xícara de chá de caldo de legumes até ficarem macias e douradas, por aproximadamente 15 minutos. Mexa frequentemente até o líquido evaporar. Adicione o alho e deixe cozinhar mais um pouco. Em outra panela, refogue rapidamente e com cuidado o tofu no azeite para ficar dourado, por aproximadamente 2 minutos. Adicione o sal e cozinhe por mais 5 minutos, mexendo sempre. Adicione as cebolas, o alho, as batatas, as cenouras, o louro, o tomilho e 2 xícaras de chá de caldo de legumes ao tofu. Deixe ferver, cubra e deixe cozinhar até os legumes ficarem macios. Dissolva a maisena em um pouco de caldo e adicione ao cozido, mexendo sempre até ficar consistente. Adicione as ervilhas frescas cozidas. Tempere com sal marinho. Sirva morno.

### Orientações nutricionais

Ótima opção para almoço e jantar. Rico em carboidrato, proteínas, vitaminas e sais minerais.

### Sugestão de consumo

100 ml para a criança.

## Creme de tofu

### Ingredientes

- 300 gramas de tofu orgânico firme, seco com papel toalha
- Suco de 1 limão
- 1 colher de chá de sal marinho
- ⅛ de xícara de chá de água
- ¼ a ½ maço de ciboulette ou dill picados

### Modo de preparo

Bata tudo em um liquidificador até ficar homogêneo e sirva.

### Orientações nutricionais

Ótima opção para acompanhar legumes cozidos, leguminosas e cereais. Rico em proteína, vitaminas e sais minerais.

*Sugestão de consumo*
4 colheres de sopa para a criança.

## Biscoito de aveia

*Ingredientes*

- ¼ a ½ xícara de chá de óleo de coco extravirgem
- ⅔ de xícara de chá de açúcar mascavo
- 1 ovo caipira orgânico
- ¾ de xícara de chá de farinha de arroz
- ¾ de colher de chá de sal marinho
- ¼ de colher de chá de fermento
- ⅛ de colher de chá de noz-moscada fresca
- ⅛ de colher de chá de cravo moído
- ⅛ de colher de chá de canela em pó
- 1½ xícara de chá de aveia em flocos

*Modo de preparo*
Preaqueça o forno a 180ºC. Bata na batedeira o óleo de coco até ficar um creme, acrescente o açúcar mascavo e bata até incorporar bem. Acrescente o ovo e bata mais. Em baixa velocidade, acrescente a farinha, o sal, o fermento, os temperos e misture bem. Acrescente a aveia e mexa com uma colher de pau. Forre uma assadeira com papel-manteiga e, com uma concha para sorvete, faça os cookies e coloque na assadeira. Asse até estarem dourados, por 10 a 12 minutos. Sirva em temperatura ambiente.

*Orientações nutricionais*
Ótima opção para o desjejum e lanches. Rico em carboidrato, vitaminas e sais minerais.

*Sugestão de consumo*
2 unidades médias ou 4 pequenas para a criança.

## Iogurte (sem lactose)

*Ingredientes*
- 1 xícara de chá de gordura de coco fresco
- ¼ de xícara de água de coco
- 2 xícaras de chá de água
- 1 pitada de sal marinho
- 2 xícaras de chá de morangos frescos
- 2 xícaras de chá de frutas vermelhas congeladas
- ½ xícara de chá de frutose

*Modo de preparo*
Bata tudo no liquidificador e leve ao refrigerador. Sirva em temperatura ambiente.

*Orientações nutricionais*
Ótima opção para o desjejum e lanches. Rico em gordura, carboidrato, vitaminas e sais minerais.

*Sugestão de consumo*
120 ml para a criança.

## Creme de abacate

*Ingredientes*
- 1 abacate grande sem semente e sem casca
- 1 colher de chá de suco de limão
- 1 colher de sopa de mel
- 1 colher de sobremesa de cacau em pó (opcional)

*Modo de preparo*
Coloque o abacate, o suco de limão, cacau (opcional) e o mel no liquidificador. Bata até ficar cremoso. Refrigere por pelo menos 2

horas antes de servir. Sirva em temperatura ambiente. Finalize com frutas frescas no topo, se quiser.

*Orientações nutricionais*

Ótima opção para o desjejum, lanches e sobremesa. Rico em gordura, vitaminas e sais minerais.

*Sugestão de consumo*

120 ml para a criança.

## Creme de frutas

*Ingredientes*

- ♦ 2 mangas maduras, sem casca e sem semente
- ♦ 3 peras maduras, sem casca e sem semente
- ♦ 3 caquis moles, sem casca e sem semente
- ♦ Flocos finos de aveia

*Modo de preparo*

Processe as frutas no liquidificador separadamente. Em uma taça, coloque no fundo um pouco de aveia, organize os cremes de frutas em camadas e finalize com mais um pouco de aveia por cima. Não adicione açúcar. Sirva em temperatura ambiente.

*Orientações nutricionais*

Ótima opção para o desjejum, sobremesas e lanches. Rico em carboidrato, vitaminas e sais minerais.

*Sugestão de consumo*

1 taça média para a criança.

# Receitas para o bebê (a partir de 18 meses de idade) e para toda a família

## Vitamina de cacau poderosa

*Ingredientes*
- 1 banana-nanica madura
- 1 colher de sopa de óleo de coco extravirgem
- 2 xícaras de chá de água de coco
- 1 xícara de chá de castanha-de-caju crua
- 1 colher de sopa de melado
- 1 colher de sobremesa de linhaça dourada
- 1 colher de sopa de cacau em pó

*Modo de preparo*
Bata tudo no liquidificador, corrija o sabor e sirva frio.

*Orientações nutricionais*
Ótima opção para desjejum e lanches. Evite o consumo com as refeições. Rica em proteína, gordura, vitaminas e sais minerais.

*Sugestão de consumo*
1 copo de 120 ml para a criança.

## Blueberry smothie

*Ingredientes*
- 1 xícara de chá de água de coco
- 4 bananas-nanicas maduras
- 4 xícaras de chá de morangos, blueberries e blackberries frescos ou congelados
- 1 folha de couve crua

*Modo de preparo*
Bata tudo no liquidificador até incorporar bem, coe, corrija o sabor e sirva fresco.

*Orientações nutricionais*
Ótima opção para desjejum e lanches. Evite o consumo com as refeições. Rico em carboidrato, vitaminas e sais minerais.

*Sugestão de consumo*
1 copo de 150 ml para a criança.


## Papaia paradise

*Ingredientes*
- ½ Mamão papaia maduro
- 1 Pêssego maduro
- ½ Banana-nanica madura
- 1 Maçã vermelha sem casca e sem sementes
- 1 colher de café de mel puro
- 500 ml de leite de amêndoas ou arroz ou água de coco
- Coco ralado fresco

*Modo de preparo*
Bata tudo no liquidificador até incorporar bem. Corrija o sabor e sirva.

*Orientações nutricionais*
Ótima opção para desjejum e lanches. Evite o consumo com as refeições. Rico em carboidrato, vitaminas e sais minerais.

*Sugestão de consumo*
1 copo de 150 ml para a criança.

## Muesli (sem lactose)

*Ingredientes*
- 4 xícaras de chá de aveia em flocos
- Água mineral
- 1 xícara de chá de flocos de quinoa ou amaranto
- 1½ xícara de chá de leite de castanhas
- ¼ de xícara de chá de mel ou melado (opcional)
- 2 colheres de sopa de linhaça dourada triturada
- 1 pera japonesa madura picada em cubos
- 1 colher de chá de canela em pó

*Modo de preparo*
Para fazer o leite de castanhas, bata 1½ xícara de chá de água com 1/2 xícara de chá de castanha-de-caju crua, coe e está pronto para usar. Coloque a aveia em uma bacia, cubra com água e deixe hidratar por 24 horas. Cozinhe a pera em água até ficar ligeiramente mole e reserve. Após as 24 horas, acrescente todos os ingredientes à aveia e misture levemente. Sirva em temperatura ambiente.

*Orientações nutricionais*
Ótima opção para desjejum e lanches. Evite o consumo com as refeições. Rico em carboidrato, proteína, vitaminas e sais minerais.

*Sugestão de consumo*
80 gramas para a criança.

## Oatmeal – mingau (sem lactose)

*Ingredientes*
- 2 xícaras de chá de aveia laminada em flocos hidratada por 24 horas
- 1 xícara de chá de flocos de quinoa ou amaranto
- 1½ xícara de chá de leite de castanhas ou arroz
- ¼ de xícara de chá de mel ou melado

220    Introdução Alimentar

- 2 colheres de sopa de linhaça dourada ou gergelim triturado
- 1 pera japonesa madura picada em cubos
- 1 colher de chá de canela em pó

### Modo de preparo

Ferva o leite com a aveia hidratada e os flocos de quinoa. Quando começar a ferver, baixe o fogo, acrescente o melado ou mel, a linhaça ou gergelim, a canela e a pera. Ferva até a aveia aumentar de tamanho e a pera amolecer. Desligue, espere esfriar um pouco e sirva morno. Prove o sabor e, se quiser, acrescente mais mel antes de servir.

### Orientações nutricionais

Ótima opção para desjejum e lanches. Evite o consumo com as refeições. Rico em carboidrato, proteína, vitaminas e sais minerais.

### Sugestão de consumo

80 gramas para a criança.

## Bolo de abacaxi e banana (sem glúten e sem lactose)

### Ingredientes

- 1½ xícara de chá de farinha de arroz
- 1 xícara de chá de fécula de batata
- ½ xícara de chá de polvilho doce
- 1½ colher de chá de fermento
- 1½ colher de chá de bicarbonato de sódio
- 1 colher de chá de sal marinho
- 1½ colher de chá de goma xantana
- ½ xícara de chá de mel puro
- ½ xícara de chá de melado
- ⅓ de xícara de chá de óleo de coco extravirgem líquido
- 2 ovos caipiras orgânicos
- ½ xícara de chá de leite de amêndoas ou de arroz

- ½ xícara de chá de banana madura amassada
- 2 bananas-nanicas médias
- 1 colher de chá de vinagre de maçã
- 2 colheres de sopa extrato de baunilha
- ⅔ de xícara de chá de abacaxi picado

### Modo de preparo

Preaqueça o forno a 180ºC. Unte uma forma redonda grande com óleo de coco. Em uma bacia, coloque os ingredientes secos e misture bem. Em outra bacia, misture os ingredientes líquidos e as bananas amassadas (menos o abacaxi), e misture bem até ficar tudo homogêneo. Acrescente os líquidos aos secos e misture gentilmente para não tirar o ar que o fermento dá à massa. Acrescente o abacaxi e misture cuidadosamente. Distribua na forma e leve para assar por cerca de 35 minutos, até o palito sair limpo. Deixe esfriar antes de servir.

### Orientações nutricionais

Ótima opção para desjejum e lanches. Evite o consumo com as refeições. Rico em carboidrato, proteína, vitaminas e sais minerais.

### Sugestão de consumo

1 fatia pequena para a criança.

## Omelete simples

### Ingredientes

- 1 ovo caipira orgânico
- 1 colher de chá de azeite de oliva extravirgem

### Modo de preparo

Bata o ovo e o sal com um garfo em uma pequena vasilha. Unte com azeite uma frigideira antiaderente. Quando estiver quente, coloque a mistura e mexa sem parar para que não "cole" na frigideira, como ovo mexido. Quando estiver ligeiramente coagulado, em cerca de 40 segundos, espalhe no fundo da frigideira, formando a omelete. As-

sim que estiver coagulada e dourada, dobre a outra metade da omelete como um sanduíche. Servir morna; finalize com ervas frescas, se
quiser.

### Orientações nutricionais

Ótima opção para acompanhar cereais, leguminosas, legumes cozidos, no almoço ou no jantar. Rica em proteína, vitaminas e sais minerais.

### Sugestão de consumo

1 omelete pequena feita com 1 ovo para a criança.

## Arroz-doce

### Ingredientes

- 2½ xícaras de chá de água
- 3 colheres de sopa de essência de baunilha (opcional)
- 1 canela em pau
- ¼ de colher de chá de sal marinho
- ¾ de xícara de chá de arroz integral cateto
- 4 xícaras de chá de leite de amêndoa ou de coco
- 1 colher de sopa de açúcar mascavo
- 1 colher de sopa de mel puro
- 1 colher de sopa de melado
- Canela em pó
- Coco ralado fino, tostado (opcional)

### Modo de preparo

Lave o arroz, escorra e retire o excesso de água. Em uma panela, seque o arroz, acrescente a água, a baunilha, a canela em pau e o sal.
Deixe ferver, reduza o fogo e cozinhe lentamente até o arroz absorver todo o líquido, por cerca de 30 minutos, até ficar macio. Retire
do fogo e reserve por 15 minutos. Adicione o leite, o coco ralado tostado, o mel e o melado. Cozinhe mais 30 minutos, mexendo de vez
em quando para ficar cremoso. Ajuste o sabor e deixe esfriar. Para

armazenar, coloque papel-filme rente à superfície do creme para evitar que forme casca. Leve ao refrigerador e finalize com canela em pó ou coco ralado. Sirva em temperatura ambiente.

*Orientações nutricionais*
Ótima opção para desjejum e lanches. Evite o consumo com as refeições. Rico em carboidrato, vitaminas e sais minerais.

*Sugestão de consumo*
80 gramas para a criança.

# Atenção

É importante que a criança já tenha tido contato com todos os ingredientes presentes nas receitas. Caso a criança não tenha tido contato com algum dos ingredientes das receitas, não o utilize – é importante que o alimento seja introduzido separadamente (usando a metodologia de introdução alimentar de novos alimentos: ofereça por dois dias consecutivos o alimento e depois espere quatro dias para oferecer novamente). Só depois de passar pela introdução alimentar separadamente é que ele poderá ser consumido em receitas.

# Anexo IV
# Os cuidados com a dentição

Os primeiros dentes normalmente começam a nascer a partir dos 6 meses completos do bebê, mas isso pode variar de criança para criança. Independentemente de quando eles começam a nascer, a higiene bucal deve iniciar desde o primeiro dia de vida do bebê.

O ideal é limpar uma vez ao dia a gengiva do bebê com uma gaze ou um dedal umedecido no soro fisiológico ou água mineral. Enrole a gaze úmida no dedo ou coloque o dedal úmido no dedo e passe sobre a gengiva fazendo movimentos leves, massageando-a. Isso vai fazer com que o bebê se acostume com a higiene bucal desde o início da vida e também auxiliará na saída dos dentes no momento do seu nascimento.

A língua deve ser limpa do mesmo modo, mas não insista caso o bebê se irrite demais e você não consiga limpar a língua toda. Esse período de limpeza bucal deve ser feito com muito cuidado, de maneira descontraída e o mais agradável possível, para não criar no bebê a aversão à higiene bucal.

Quando começar a coçar a gengiva para preparar a boca para nascerem os dentinhos, a criança vai sentir necessidade de morder alguns objetos – o que é natural. Mantenha o ambiente e os brinquedos limpos, pois certamente seu filho vai querer conhecer tudo através da boca e vai usar o que encontrar pela frente para tentar coçar a gengiva.

Para limpar os brinquedos, coloque-os de molho em uma bacia com Solução de Milton (veja indicação de uso na embalagem do fabricante) pelo menos uma vez por semana. Compre mordedores lisos, sem costuras, pois as costuras podem machucar a gengiva do bebê. Para aliviar a coceira, deixe os mordedores dentro de uma vasilha com água na geladeira.

A partir da erupção dos incisivos (dentes da frente em cima e em baixo), o bebê já pode comer alimentos mais consistentes, mordendo-os e chupando-os, desde que já tenham sido introduzidos anteriormente e estejam dentro da programação de introdução alimentar da criança. Isso provavelmente vai ocorrer a partir dos 9 meses, podendo variar de criança para criança. Boas opções alimentares são maçã, pera e cenoura em palitos.

O período em que nascem os dentes é cheio de surpresas. O nascimento dos dentes pode interferir nos hábitos de sono, no padrão alimentar e no humor do bebê. Existem alguns sinais que podem ser percebidos quando os primeiros dentes estão nascendo: salivação excessiva, febre, diarreia, coriza, urina concentrada, mastigação dos dedos, movimento de coçar a gengiva com qualquer objeto que esteja ao seu alcance, podendo até rejeitar o seio ou a mamadeira pelo fato de as gengivas estarem doloridas. Os piores dias são quando os dentes nascem e cortam as gengivas, provocando dor e desconforto.

Para aliviar um pouco esse desconforto, converse com o pediatra sobre algo para passar no local ou dê uma cenoura limpa e raspada para o bebê morder e coçar a gengiva. Um mastigador ou um paninho frio também são boas opções. Outra questão importante é que o nascimento dos dentes altera o pH sanguíneo, e o bebê fica mais propenso a ter assaduras, devido à alteração do pH nas fezes e na urina. É importante não deixar a criança suja; troque a fralda frequentemente. Use pomada de calêndula, maisena e deixe o bebê um pouco sem fralda, ventilando, de calcinha ou cueca. Dê banho de sol e banho de assento com chá de camomila.

Com os primeiros dentes despontados, eles já podem ser limpos com escova de dente, sem pasta, mantendo a higienização da gengiva da mesma forma que vinha fazendo anteriormente. Há no mercado escovas adequadas para cada faixa etária, o ideal é começar com as escovas próprias para crianças de 0 a 3 anos de vida. Quando a dentição estiver quase completa, a gaze não é mais necessária, e a escovação já pode ser com pasta de dente infantil sem flúor – como, por exemplo, a Malvatrikids Baby (para mais informações, acesse a página na internet: <www.malvatrikids.com.br>).

Aos 6 meses, é indicado que aconteça a primeira ida ao dentista para que esse profissional oriente os pais e cuidadores sobre a higiene bucal e verifique se está tudo bem com a língua, as pregas, as bochechas, enfim, toda a condição bucal do bebê.

# Anexo V

# Vale a pena viajar com filho pequeno?

Viajar sempre é um bom negócio, principalmente se for a passeio e melhor ainda se for com a família. Apesar disso, muitos pais têm dúvida se vale a pena viajar com filhos pequenos (menores de 2 anos). Eles acham que dá muito trabalho, a criança não vai aproveitar, pode ter problemas para comer, dormir, pode adoecer etc.

Na minha opinião, com certeza vale muito a pena viajar com toda a família, incluindo os filhos pequenos!

A criança muito pequena provavelmente não irá se lembrar de muita coisa quando crescer, mas acredito que viajar faz que ela desenvolva algumas habilidades. A criança aprende a adaptar-se mais facilmente a diferentes ambientes e climas, torna-se mais sociável e flexível. Além disso, viajar une e aproxima a família, proporciona momentos de prazer e descontração em conjunto.

A viagem com filho pequeno é uma deliciosa aventura. Mas, para evitar surpresas desagradáveis, é importante que os pais se preocupem com alguns detalhes para que a criança se sinta segura e tenha suas necessidades supridas.

A comida, a bebida, os horários de sono e de alimentação, a adequação ao fuso horário, o ritmo da viagem, enfim, tudo deve estar de acordo com as necessidades e hábitos da criança. Uma sugestão é convidar os avós, a madrinha, a tia ou um casal de amigos próximos para ir junto, assim eles poderão ajudar nos cuidados com o bebê e serão uma companhia agradável durante o passeio.

228    Introdução Alimentar

Quando a viagem é para fora do país, sempre existe a preocupação com a alimentação dos filhos, por causa das diferentes culturas culinárias entre os povos. Os pais precisam escolher bem o tipo de comida, a textura, o sabor, sua composição, preocupar-se com a qualidade e a higiene sanitária dos alimentos e determinar os horários das refeições, preservando ao máximo os hábitos da criança. Isso aumentará a aceitação da criança aos alimentos; ela se sentirá mais segura durante a viagem, pois perceberá que suas necessidades estão sendo atendidas.

Nos Estados Unidos e na Europa, é possível encontrar papinhas para bebês prontas de alta qualidade nutricional. São facilmente encontradas em grandes supermercados e lojas de produtos naturais. As papinhas têm diferentes composições e texturas, além de indicar para que faixa etária são recomendadas. São alimentos orgânicos sem conservantes, corantes, aromatizantes, emulsificantes, acidulantes, e têm sabor agradável e natural. É possível, ainda, escolher papinhas vegetarianas (apenas com legumes e grãos) ou papinhas com frango, carne, peru, peixe e até frutos do mar. Como a data de validade é ampla, não precisam ser armazenadas em geladeira e podem ser aquecidas minutos antes de ser consumidas. Quando a criança já estiver comendo comida, ela pode desfrutar o almoço e o jantar com a família, risotos, massas, saladas, ovo cozido, sopas, sucos, entre outros pratos, são bem-aceitos pelos pequeninos. Os horários de alimentação da criança devem ser respeitados; os adultos devem adequar-se às necessidades da criança, desta forma terão uma viagem muito mais feliz e tranquila.

Quanto à bebida, há diversas opções de sucos naturais de caixinha ou em garrafas de vidro (o que é melhor). Os de melhor sabor e aceitação são os de maçã, pera, uva, pêssego e frutas vermelhas. Caso ofereça um suco natural feito na hora, a água deve ser sempre mineral, para evitar transmissão de doenças e contaminação.

### Na prática com Sophia

Quando Sophia tinha 14 meses, ela fez sua primeira viagem internacional – fomos de férias para Paris, na França. Convidamos meus pais para irem conosco, para nos ajudar a cuidar da Sophia e para que pudessem curtir conosco a viagem.

O início da viagem, confesso, foi mais difícil, por ter sido um período de adaptação em relação à comida, às bebidas, ao fuso horário, ao clima, ao sono e à intensidade dos passeios. Além disso, Sophia ainda não andava sozinha, somente segurando nossa mão, o que deixava todo o passeio mais lento.

Sophia teve dificuldade principalmente com a bebida, pois em casa ela só tomava água de coco fresca, e a água de coco industrializada na França era muito ruim, tinha gosto de plástico – ela não aceitou de maneira alguma. Tentamos dar água e sucos naturais, oferecíamos o tempo todo. Ela bebia com muito esforço um pouco de suco de maçã ou de frutas vermelhas.

Quanto à comida, aceitou bem as papinhas vegetarianas orgânicas, e além disso comia bastante banana, biscoitinhos sem glúten, castanhas e frutas secas que eu comprava nos supermercados de lá.

Algumas noites meus pais ficaram com a Sophia para que meu marido e eu pudéssemos sair para jantar e passear sozinhos à noite – isso foi importante para nossa ligação como casal.

Para os passeios com Sophia, acabamos optando por levar seu carrinho e a cadeirinha (mochila) para a viagem. No início, ela não queria passear neles de jeito algum, causava-lhe um certo estranhamento, mas, depois de dois dias, com muita conversa e paciência, acabou concordando e passou a ficar bem acomodada.

Nos passeios dávamos a ela uma banana, bolachinhas ou nozes, o que a deixava bastante feliz "roendo" a comida enquanto passeávamos.

Com o passar dos dias, pudemos ver a evolução e a adaptação de Sophia em outro país – ela passou a comer cada vez melhor, aproveitando bem o passeio e revelando-se também uma ótima companhia com seus olhares de curiosidade para todos os cantos.

É claro que tivemos que adaptar as atividades aos seus horários de alimentação e sono, e fazer aquilo que era mais viável com um bebê de 14 meses na França. Sophia tomava café da manhã, almoçava e jantava conosco nos restaurantes, sempre dentro de seus horários de alimentação. Enquanto esperávamos os pratos nos restaurantes, pedíamos para o garçom já ir esquentando a papinha dela. Sophia, então, comia sossegada, pois dávamos atenção total a ela até nossos pratos chegarem. Quando a comida vinha à mesa, ela beliscava algo do prato de todos. Sempre havia alguns alimentos de que ela gostava nos pratos que pedíamos – sempre escolhíamos algo que ela pudesse desfrutar conosco. À noite, logo após o jantar, era hora do banho, e em seguida ela ia dormir. Cumpríamos esses rituais sem sofrimento, e, quando meus pais não ficavam com ela para nós sairmos, Wueislly e eu ficávamos com ela no quarto, e acabávamos dormindo cedo também, sem sofrimentos e arrependimentos por estar perdendo algo, já que lá pelas 7h Sophia estava de pé e tínhamos que iniciar nossa rotina de passeios.

Garanto que nos divertimos muito juntos, ficamos mais unidos como família, passamos a entender e a lidar melhor com nossa filha. Foi especial, uma experiência muito gostosa. Meus pais ajudaram bastante, foi ótimo tê-los conosco. Eu aconselho a fazer o mesmo, seja qual for o destino!

No ano seguinte, quando Sophia já tinha 26 meses, fomos para a Itália com ela. Mais uma vez convidamos meus pais para irem conosco. É muito bom estar em família! Dessa vez, a viagem foi ainda mais fácil. Sophia já andava e falava muito bem. Comunicava-se sobre tudo, sabia expor suas vontades e compartilhar conosco cada atividade. Em relação à alimentação, ela amou tudo! Comia risotos, massas, ovos cozidos, saladas, lentilha... Enfim, tinha uma alimentação variada em qualquer restaurante que íamos. Na Itália ela comeu massa pela primeira vez – em casa, eu nunca tinha feito. Nos restaurantes, sempre escolhia alguma massa que fosse feita de *kamut*, *spelt* ou trigo-sarraceno; já os risotos, pedia para serem feitos com azeite e acompanhados de ovo cozido. Foi o máximo, ela amou! Sentava-se nos restaurantes conosco e, depois de alguns dias, ela mesma fazia o seu pedido ("risoto com *uovo* bólido" ou "macarrão ao *pesto* com *uovo* bólido").

Durante a viagem, Sophia comportou-se muito bem. Passeou pelas cidades históricas da Toscana e da Umbria, e amou os teatros e shows das festas medievais. Ela curtia cada artista de rua com seus diferentes instrumentos musicais (tínhamos que parar em todos para ela apreciar a música...). Aproveitamos muito todos juntos! Quando ela tinha sono, dormia no carrinho ou na cadeirinha do carro enquanto viajávamos. De volta ao Brasil, percebi o quanto ela tinha aprendido da viagem. Quando Sophia vê azeite, massas, risotos, cavaleiros e castelos, ela se lembra da Itália, logo faz a associação com o que viveu no país. Além disso, aprendeu várias palavras em italiano que até hoje ela fala e repete muitas e muitas vezes. Eu recomendo, sim, viajar com os pequenos; eles aprendem, curtem a viagem e são ótima companhia!

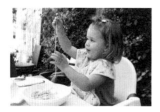 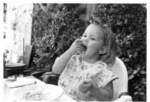 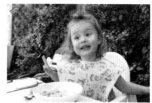

Caso os pais tenham que viajar sem a criança, é importante preparar tudo para que o filho se sinta seguro e tenha suas necessidades supridas longe deles. Se o bebê ainda é amamentado no peito, a mãe deve retirar seu leite (com bomba manual ou mecânica), pasteurizar e congelar para ser oferecido ao bebê enquanto ela estiver ausente. Deixe leite para cada mamada do bebê, com data de validade. O leite deve ser oferecido no copinho infantil ou no canudo, nos horários em que a criança está acostumada a mamar.

Por outro lado, a mãe que está viajando deve retirar leite com a bomba manual ou mecânica nos horários das mamadas, para que seu seio não doa nem empedre, pois isso pode acabar atrapalhando a viagem por causa da dor provocada, pode até inflamar se o seio ficar muito cheio.

Deixe seu filho com alguém de confiança e que esteja familiarizado com ele e sua rotina. Os horários de sono e alimentação, as atividades do dia a dia, as brincadeiras, os brinquedos, enfim, tudo deve ser preservado para que a criança fique segura e tranquila, o que proporcionará aos pais uma viagem mais feliz.

# Anexo VI
# Dúvidas mais frequentes na introdução alimentar

Neste anexo, respondo às questões que mais geram dúvidas nos pais e cuidadores dos bebês e também dou algumas sugestões. Se você tiver alguma dúvida ou quiser dicas de receitas, entre em contato comigo pelos e-mails: atendimento@natalianutri.com ou chef@natalianutri.com.

## Perguntas mais frequentes

1. No começo é para dar a papa só no almoço? Nada de jantar?
   *Resposta*: Inicie pelo almoço. Quando o bebê estiver adaptado à rotina do almoço, aí sim você já pode começar a dar a papinha no jantar também.

2. Comecei dando arroz e abóbora. Quando eu for trocar, mantenho os dois, ou troco um dos ingredientes? Por exemplo: tiro o arroz, coloco inhame e mantenho a abóbora?
   *Resposta*: Sim, você pode oferecer um novo alimento de cada vez, deixando como base um alimento conhecido pelo bebê. Mas não repita o mesmo alimento por mais de dois dias consecutivos (veja as sugestões de cardápios no Anexo I, *Recomendações de alimentos para a introdução alimentar*.

3. Na hora do jantar – por volta das 17h30 –, meu bebê é mais chatinho para comer. Então pergunto: vale a pena insistir em alimentá-lo nesse horário? Ele dorme entre 18h30 e 19h.
   *Resposta*: Seria interessante sim que seu bebê jantasse antes de dormir. Vá oferecendo os alimentos em pequenas quantidades até que a resistência dele ao jantar diminua.

4. Essa semana, comecei a acrescentar folhas na papa do almoço. Meu filho teve certa dificuldade para comer couve. Acho que a folha é mais difícil de mastigar e de engolir. Eu posso misturar a couve com o carboidrato, ou devo continuar a dar separado para ele sentir os sabores?
*Resposta*: O ideal é dar a couve separada dos demais alimentos, mas, se quiser, pode triturar as folhas um pouco para ver se a aceitação melhora, pois às vezes a criança estranha a textura.

5. Posso dar bardana para meu bebê, ou ainda é cedo?
*Resposta*: A partir de 12 meses você já pode oferecer sim bardana bem cozida e macia, sem problemas.

6. Percebo que meu bebê está com mau hálito. O que devo fazer?
*Resposta*: Escove sempre os dentes do seu bebê após a alimentação e as mamadas. Veja o Anexo IV: "Os cuidados com a dentição".

7. É melhor dar chá ou água para as crianças? No caso do chá, devo oferecê-lo quente ou frio?
*Resposta*: O melhor mesmo é oferecer água. Caso queira dar chá, ofereça à criança na temperatura do leite materno.

8. Qual a função do óleo de linhaça quando oferecido puro?
*Resposta*: É rico em ômega 3 (w-3), melhora a função cognitiva e é um anti-inflamatório natural.

9. Leite materno depois da refeição salgada atrapalha a absorção de nutrientes, ou isso é mito?
*Resposta*: Atrapalha sim. Espere pelo menos uma hora para oferecer o leite.

10. Pesquisei sobre a panela de pressão com apetrechos para vapor e descobri que ela é de inox, fabricada pela Rochedo. Fazendo essa pesquisa, deparei com as panelas de arroz elétricas, que aparentemente também trabalham com pressão. Qual sua opinião sobre elas?
*Resposta*: Ambas parecem ser boas opções.

11. Onde encontro quinoa mais barata na cidade de São Paulo? Tem algum lugar para indicar?

Dúvidas mais frequentes na introdução alimentar **235**

*Resposta*: Procure ir ao bairro do Brás, na zona cerealista. Na rua Santa Rosa há lojas que vendem uma grande variedade de produtos, inclusive a quinoa, sempre frescos e com bons preços.

12. Além da cabotiá, que outra abóbora posso oferecer ao meu filho de 2 anos? E como descascar a cabotiá para não perder seus nutrientes?
*Resposta*: Pode oferecer todas as abóboras, sem distinção. Cozinhe a cabotiá com a casca, só depois de cozida é que você deve retirar a casca.

13. Como deve ser preparado o arroz integral? Eu já tentei fazer seguindo as instruções do pacote e achei que ele não ficou saboroso.
*Resposta*: Uma boa dica para dar sabor ao arroz é cozinhar apenas com caldo de legumes. Depois de cozido, experimente refogar com alguns vegetais. Fica muito saboroso e nutritivo.

14. Como oferecer gema de ovo ao bebê? Cozida? Se sim, como cozinhar?
*Resposta*: Sim, cozida. Coloque o ovo inteiro para cozinhar. Depois de cozido, separe a clara e ofereça apenas a gema ao bebê. Aproveite e coma a clara.

15. Para que serve a alga kombu? Além do feijão, que outros empregos ela tem?
*Resposta*: A alga kombu é rica em iodo e cálcio Você pode consumi-la como feijão, na salada, no arroz, da maneira de quiser.

16. Como preparar o fundo de alcachofra? Devo usar a alcachofra *in natura* ou o fundo já em conserva?
*Resposta*: Para preparar, cozinhe a alcachofra no vapor até ficar mole, depois separe as folhas do fundo. A *in natura* é a mais indicada, porém, se quiser usar em conserva, prefira a alcachofra orgânica.

17. Devo usar brócolis ninja ou comum?
*Resposta*: Qualquer um dos dois. O ninja, porém, é mais macio para as crianças mastigarem.

18. Gostaria de sugestões de receitas de guloseimas mais saudáveis para festas de aniversário de 1 ano, de preferência coisas que as crianças dessa idade também pudessem comer.
*Resposta*: Na internet você encontra várias pessoas que fazem doces veganos, os ideais para os bebês. Pesquise por doces veganos nos sites:

<http://www.chubbyvegan.net>, <http://flordocacau.blogspot.com.br> e <http://www.marilis.com.br>.

19. Se oferecermos um alimento potencialmente alergênico antes de 1 ano de idade e a criança aparentemente não tiver reação alguma, existe mais algum risco a partir daí? Ou estamos ativando algum mecanismo que causará alergia no futuro, como uma sensibilização ou coisa assim?

    *Resposta*: O ideal é que a criança coma esses alimentos de forma rotativa, não todos os dias. Procure variar os alimentos.

20. Você tem alguma receita de caldo de legumes para recomendar?

    *Resposta*: Ferva 3 talos de salsão, 1 cebola, 2 cenouras, 1 folha de louro e 3 cravos em 2 litros de água em fogo baixo por 2 horas. Utilize esse caldo para cozinhar leguminosas e cereais.

# Referências bibliográficas

## Sites consultados

\<http://www.saude.gov.br\>
\<http://www.anvisa.gov.br/divulga/noticias/2008/manual_180108.pdf\>
\<http://www.fiocruz.br/redeblh/media/albam.pdf\>
\<http://www.maternidadeativa.com.br/\>
\<http://www.spsp.org.br/spsp_2008/index.asp\>

## Obras

CARRERO, Denise, M.; CORREA, Mayra M. *Mães saudáveis têm filhos saudáveis*. 1ª ed. São Paulo: Referência, 2010.

_____. *Alimentação: problemas e soluções para doenças crônicas*. 1ª ed. São Paulo: Metha, 2007.

FROSTS, Jo. *Confident Baby Care: What you need to know for the first year from Americas Most Trusted Nanny*. Publisher: Hyperion, 2008.

HODGES, Steve M. D.; SCHLOSBERG, Suzanne. *The Dangers of Potty Training Too Early: A doctor's case for training later in childhood*. 2012

HOGG, Tracy; BLAU, Melinda. *A encantadora de bebês resolve todos os seus problemas*. São Paulo: Manole, 2005.

PASCHOAL, Valéria; NAVES, Andrea; FONSECA, Ana Beatriz B. L. da. *Nutrição clínica funcional: dos princípios à prática clínica*. São Paulo: Editora VP, 2007.

REID, Susan. *Compreendendo seu filho de 2 anos.* Rio de Janeiro: Imago, 1992.

SANCHES, Renate Meyer. *Conta de novo, mãe: histórias que ajudam a crescer.* 1ª ed. São Paulo: Escuta, 2010.

SILVA, Sandra. *Tratado de alimentação, nutrição & dietoterapia.*São Paulo: Roca, 2007.

TIRAPEGUI, Julio. *Nutrição: fundamentos e aspectos atuais.* São Paulo: Atheneu, 2002.

VITOLO, Márcia R. *Nutrição: da gestação à adolescência.* São Paulo: Reichmann & Affonso, 2002.

LAZARUS, Pat. *A cura da mente através da terapia nutricional: uma abordagem ortomolecular para problemas psicológicos.* Rio de Janeiro: Campus, 1995.

# Sobre a autora

## Natalia Mira de Assumpção Werutsky

Formada em dezembro de 2001 em Administração de Empresas pela Fundação Armando Álvares Penteado (FAAP) e em dezembro de 2006 em Nutrição pelo Centro Universitário São Camilo. Autora e revisora técnica de livros da área da nutrição, da saúde e da família. Atuante na área da nutrição clínica e institucional.

Aos 24 anos, em fevereiro de 2003, descobriu acidentalmente ser portadora de hepatite C desde o nascimento. O vírus foi contraído ainda no hospital devido a procedimentos para recuperação de icterícia pós--parto. A partir da descoberta, passou a pesquisar sobre a hepatite C, até então uma doença desconhecida para ela. O resultado foi a edição de seu primeiro livro: *Hepatite C: minha história de vida*, publicado pela M.Books, em 2006. O livro, além de relatar a experiência da descoberta, traz ensinamentos sobre a hepatite C, incluindo dicas nutricionais, cuidados de saúde e hábitos de vida saudáveis, para que os portadores ampliem seus conhecimentos e elevem sua qualidade de vida.

Durante o período de descoberta, a partir de 2003, cursou a Faculdade de Nutrição, formando-se nutricionista pelo Centro Universitário São Camilo, em São Paulo. Em 2007, iniciou um curso de pós-graduação em Nutrição Clínica Funcional na VP/Unicsul, concluído em setembro de 2010. Em junho de 2008 iniciou o tratamento da hepatite C, fazendo uso de interferonpeguilado e ribavirina. O tratamento medicamentoso durou seis meses, e, ao final, Natalia obteve o resultado "indetectável", sendo comprovada a cura em todos os exames feitos em seguida. O resultado dessa experiência foi a edição de mais um livro – *Hepatite C: eu venci. A alegria da cura,* também publicado pela M.Books, em 2010. Nesse livro, ela aborda o período de tratamento, os efeitos colaterais, as consequências e as dificuldades. Dá dicas de como enfrentar tudo isso com acompanhamento médico, fé, hábitos de vida saudáveis e alimentação adequada.

Em 2009, cursou Gastronomia no Natural Gourmet Institute for Healthy & Culinary Arts, em Nova York. Trabalhou em jantares, cursos de culinária e em restaurantes internacionais. Fez os mais diversos cursos de atualização, de *raw food*, massas, bolos e pães sem glúten, entre outros.

Atualmente trabalha como *personal chef.* Ministra cursos de culinária, dá palestras, faz atendimento nutricional (no consultório e em domicílio), elabora cardápios, jantares, almoços, eventos e festas. Presta consultoria nutricional e gastronômica. *Chef* em gastronomia especializada em culinária funcional, sem glúten, sem lactose, *raw food*, vegana e vegetariana.

Em 2013, lançou mais um livro, *Gravidez, parto e aleitamento*, pela M.Books, no qual relata a felicidade da gravidez até o nascimento de sua filha e os primeiros cuidados com os bebês.

# Contatos

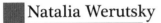
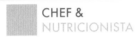

- CRN 22614
- www.natalianutri.com
- youtube.com/nataliawerutsky
- Atendimento nutricional: atendimento@natalianutri.com
- Cursos/palestras/personal chef/consultoria/eventos: chef@natalianutri.com
- @nataliawerutsky
- facebook.com/ChefNataliaWerutsky

# Vídeos

A autora tem um canal no YouTube (www.youtube.com/nataliawerutsky), com mais de 90 vídeos publicados. Neste canal, além das receitas culinárias, você encontrará dicas nutricionais, dicas de produtos e de viagens. Algumas receitas são perfeitas para este período da Introdução Alimentar. Assista e curta os vídeos!

Para facilitar a sua vida, estamos disponibilizando aqui no livro alguns deste vídeos. O código que você vê ao lado da imagem é um QR-Code, um código de barras 2D (bidimensional), uma espécie de selo integrador de mídias, para conectá-lo a um material extra, virtual, em uma outra mídia – neste caso, on-line, a internet. Para decifrar esses códigos, instale um software em seu celular com câmera fotográfica e acesse os vídeos. Na internet, há muitos softwares gratuitos de decodificação disponíveis. É preciso, contudo, que se baixe um de acordo com o modelo do celular. Acesse na internet o endereço http://reader.kaywa.com, um dos melhores sites em português para baixar leitores de QR-Code. Caso você não encontre um software para o seu aparelho, preenchendo um formulário, é possível receber, via e-mail, uma notificação tão logo haja disponibilidade do programa.

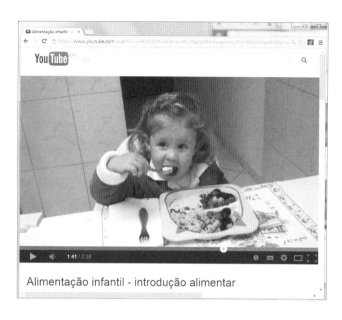

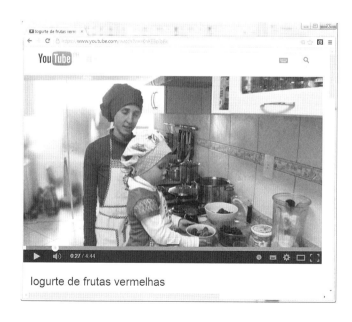

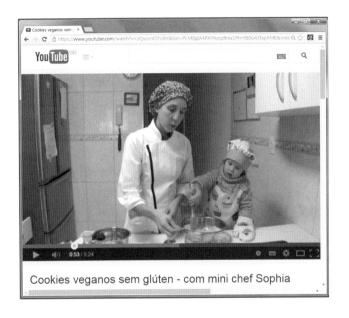 

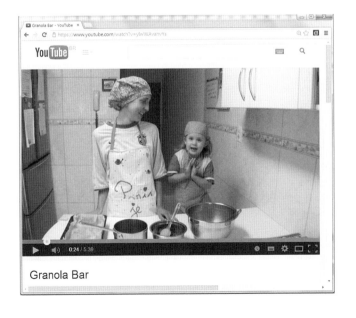 

# Leia também

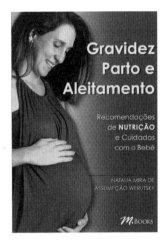

**Gravidez, Parto e Aleitamento**
Recomendações de nutrição
e cuidados com o bebê
Natalia Mira de Assumpção Werutsky

De uma maneira prática e clara, este livro traz informações e conhecimentos referentes ao período de gestação, aleitamento e cuidados com o bebê. Gravidez, Parto e Aleitamento contempla de modo prático e claro informações e conhecimentos referentes ao período de gestação, aleitamento e cuidados com o bebê nos primeiros seis meses de vida. São experiências e aprendizados de uma mãe nutricionista passados para as futuras mamães, esclarecendo dúvidas, derrubando mitos e abordando de forma deliciosa e esclarecedora a questão nutricional durante a gestação, o parto e o aleitamento. O livro não é um conjunto de regras ou receitas, quer de gravidez, parto, amamentação, quer de alimentação, suplementação ou nutrição. É, sim, um baú de emoções reais, recheado de informações valiosas que vão ajudar a gestante e a mãe a ter uma alimentação voltada para o bem-estar dela e de seu bebê.